肿瘤患者合并病毒感染的医疗救治

ZHONGLIU HUANZHE
HEBING BINGDU GANRAN DE
YILIAO JIUZHI

四川省肿瘤医院　编著

U0322749

四川科学技术出版社

图书在版编目（CIP）数据

肿瘤患者合并病毒感染的医疗救治 / 四川省肿瘤医院编著. —— 成都：四川科学技术出版社, 2023.7

（肿瘤合并病毒感染问答丛书）

ISBN 978-7-5727-1007-0

Ⅰ.①肿… Ⅱ.①四… Ⅲ.①肿瘤—病人—病毒病—感染—诊疗 Ⅳ.①R73②R511

中国国家版本馆CIP数据核字(2023)第111184号

肿瘤合并病毒感染问答丛书

肿瘤患者合并病毒感染的医疗救治

四川省肿瘤医院 / 编著

出 品 人	程佳月
策划编辑	肖 伊
责任编辑	李 栎
责任校对	王天芳
制 作	成都华桐美术设计有限公司
责任出版	欧晓春
出版发行	四川科学技术出版社
地 址	四川省成都市锦江区三色路238号新华之星A座
	传真：028-86361756 邮政编码：610023
成品尺寸	130mm×184mm
印 张	4.25 字 数 92千
印 刷	四川机投印务有限公司
版 次	2023年7月第1版
印 次	2023年7月第1次印刷
定 价	28.00元

ISBN 978-7-5727-1007-0

《肿瘤患者合并病毒感染的医疗救治》编委会

主　编

徐珊玲　董　伟　贺光明

副主编

卢　松　王久惠　彭　玲

编　委

何淑娅　李　懿　刘真君　梁靖媛

马　雪　王秋菊　伍家利　薛海仪

赵　倩　张开炯　张桂翼

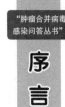

序言

　　从2019年底至今，我国整体对新型冠状病毒①感染的控制卓有成效，但因病毒仍在不断变异，故其相关危害仍然存在。在病毒感染人群中，由于肿瘤患者本身免疫功能低下，加之接受放化疗、手术等抗肿瘤治疗引起的免疫抑制，导致肿瘤患者更易感染病毒，并且肿瘤患者一旦感染病毒，可能会使肿瘤病情变得复杂化，故肿瘤专科医院面对病毒传播带来的挑战，仍需做好相关防控工作，不可松懈。

　　为此，自2023年1月初，由我院临床科室、护理部、医院感染管理科、药学部、营养科等近150名专家组成了"肿瘤合并病毒感染问答丛书"编写组和各分册编写小组。首先，本丛书编写组成员先后多次讨论制订了本丛书的编写框架，确定了各成员所要撰写的分册内容及编写格式要求；其次，各分册编写小组按照框架完成了各分册初稿；再其次，各分册编写小组多次讨论、修改完善并交叉审核；最后，由本丛书编写组反复核对、校稿，完成本丛书相关图片的绘制，最终于2023年2月定稿并交付出版社。

　　本丛书包括5个分册：《病毒感染时期肿瘤专科医院的应急管理》《肿瘤患者合并病毒感染的医疗救治》《肿瘤患者合并病毒感染的护理》《肿瘤患者合并病毒感染的药事管理及临床用药》《肿

---

① 下文如无特殊说明，"病毒"均指新型冠状病毒。

瘤患者合并病毒感染的全程管理》，系统阐述了从病毒感染防控期间肿瘤专科医院的应急管理到肿瘤患者合并病毒感染的医疗救治、护理、药事管理及临床用药、全程管理等内容。

本丛书具有以下特点：

1.科学性。本丛书主要依据国际、国内发布的病毒感染诊疗指南、共识、方案等，确保其科学性、严谨性。

2.实用性。本丛书主要针对医院在防控病毒感染中所遇到的问题，是很多医院普遍存在的共性问题。本丛书将这些问题的解决方案进行充分总结并结合相关资料进行了提炼，因而具有较强的实用性。

3.可读性。本丛书采用问答的形式，简洁明了地回答读者所关心的问题，并结合图片、表格、案例等，形象生动地进行阐述，具有较好的可读性。

本丛书可供肿瘤专科医院医务人员和管理人员阅读，也可供其他专科、综合医院医务人员和管理人员参考。希望本丛书的出版，能够为肿瘤合并病毒感染患者的管理提供参考和建议。由于编者水平有限，丛书中难免有疏漏之处，敬请各位读者批评指正。

最后，在本丛书付梓出版之际，特对参与本丛书编写和对本丛书编写提出宝贵建议的各位专家、同行表示衷心的感谢！

编　者

2023年5月

目录

诊 断 分 型 篇

问题1：肿瘤患者感染呼吸道病毒后有哪些临床表现？ ·············· 002

问题2：如何确诊肿瘤患者发生了病毒感染？ ················· 002

问题3：肿瘤患者感染呼吸道病毒后如何分型？ ············· 002

问题4：为什么通过病毒核酸、抗原、抗体检测可以确诊肿瘤患者合并病毒感染？ ················· 003

问题5：肿瘤患者的病毒核酸、抗原及抗体检测报告如何解读？ 004

问题6：肿瘤患者感染呼吸道病毒后，静息不吸氧指脉氧饱和度<93%，一定是重型吗？ ················· 006

问题7：肿瘤患者感染呼吸道病毒后出现呼吸困难，需要机械通气，一定是危重型吗？ ················· 007

病 情 评 估 篇

问题8：肿瘤患者合并病毒感染时，必要且可行的检查、评估有哪些？ ················· 009

问题9：肿瘤患者合并病毒感染时，哪些检查可以评估其免疫状态并指导治疗？ ················· 009

问题10：肿瘤患者合并呼吸道病毒感染时，如何合理地进行胸部CT检查？ ················· 010

问题11：哪些临床因素有助于筛查肿瘤合并呼吸道病毒感染患者中的中高危个体？ ················· 011

问题12： 肿瘤患者合并呼吸道病毒感染后，重型/危重型的早期实验室检查预警指标有哪些？ ……………………………012

问题13： 哪些临床手段有助于早期识别肿瘤合并呼吸道病毒感染的重型/危重型患者？ …………………………………013

抗病毒治疗篇

问题14： 为什么肿瘤患者合并呼吸道病毒感染时需要进行抗病毒治疗？ ……………………………………………………016

问题15： 肿瘤患者合并呼吸道病毒感染后抗病毒药物应如何选择？ ……………………………………………………016

问题16： 什么时候开始对肿瘤合并病毒感染患者进行抗病毒治疗？ ……………………………………………………019

问题17： 奈玛特韦片/利托那韦片为什么要求在出现症状后5天内服用？ …………………………………………………019

问题18： 临床常用抗病毒药物有哪些副作用？ ………………020

问题19： 肿瘤患者病毒感染后抗病毒治疗的疗程是多久？ ………020

问题20： 如何合理使用奈玛特韦片/利托那韦片？ …………021

问题21： 如何合理使用阿兹夫定？ ………………………021

问题22： 巴瑞替尼联合抗病毒治疗能否降低肿瘤患者感染病毒后进展为重型的风险？ …………………………………022

问题23： 瑞德西韦能否降低活动肿瘤患者合并病毒感染后的早期死亡风险？ …………………………………………022

问题24： 免疫功能低下的肿瘤患者合并病毒感染后如何选择抗病毒药物？ …………………………………………023

问题25： 奈玛特韦片/利托那韦片和哪些抗肿瘤药物可能存在相互作用？ …………………………………………023

问题26： 如何防止病毒再激活？ …………………………024

免疫治疗篇

问题27：什么是病毒感染患者的免疫治疗？ ············ 026

问题28：有哪些指南对病毒感染后的免疫治疗作了推荐？有哪些常用药物？ ············ 026

问题29：哪些病毒感染患者需要糖皮质激素治疗？怎样使用糖皮质激素？ ············ 026

问题30：糖皮质激素常规推荐剂量用于病毒感染疗效不佳时是否可加大使用量？ ············ 027

问题31：长期使用糖皮质激素的肿瘤患者，在病毒感染期间应如何使用激素？ ············ 027

问题32：如何评估糖皮质激素的疗效？ ············ 028

问题33：IL-6受体拮抗剂（托珠单抗）的作用机制是什么？其适用人群、禁忌证、使用建议、注意事项及使用时机是什么？ ············ 028

问题34：JAK抑制剂（巴瑞替尼）的作用机制是什么？如何使用？ ············ 030

问题35：单克隆抗体的作用机制和适应证是什么？ ············ 030

问题36：如何使用"静注COVID-19人免疫球蛋白"和康复者恢复期血浆？ ············ 031

问题37：肿瘤合并病毒感染患者是否需要使用胸腺肽 α_1？ ······· 031

问题38：普通人体丙种球蛋白是否可用于治疗病毒感染？ ········ 032

抗感染治疗篇

问题39：肿瘤患者病毒感染后合并细菌感染的危险因素有哪些？
············ 035

问题40：肿瘤患者病毒感染后合并其他感染的好发部位在哪里？
....035

问题41：肿瘤患者病毒感染后合并其他感染的易感病原体有哪些？
....035

问题42：肿瘤患者病毒感染后合并其他病原微生物感染的筛查手段有哪些？..036

问题43：肿瘤患者病毒感染后启动抗菌治疗有哪些指征？.........037

问题44：肿瘤患者病毒感染后合并细菌感染的抗菌药物使用有哪些原则？..037

问题45：肿瘤患者感染病毒后再合并其他感染的抗感染疗程是多久？..038

问题46：肿瘤患者病毒感染后合并真菌感染的高危因素有哪些？
....039

问题47：肿瘤患者病毒感染后合并念珠菌感染的治疗时机及药物选择有哪些原则？..039

问题48：肿瘤患者病毒感染后合并曲霉感染的治疗时机及药物选择有哪些原则？..040

问题49：肿瘤患者病毒感染后合并毛霉感染的治疗时机及可选择的药物有哪些？..041

问题50：肿瘤患者合并病毒感染时使用抗菌药物有哪些注意事项？
....041

凝血功能篇

问题51：肿瘤患者合并病毒感染后有血栓风险吗？.............044

问题52：肿瘤患者合并病毒感染后，有哪些实验室检查可用于评估其凝血状态？..044

问题53：肿瘤患者合并病毒感染后抗凝治疗的指征是什么？......045

问题54：肿瘤患者合并病毒感染后需要抗血小板治疗吗？..........045

问题55： 肿瘤患者合并病毒感染后血小板减少有哪些可能的原因？ ⋯⋯⋯⋯⋯⋯⋯⋯⋯⋯⋯⋯⋯⋯⋯⋯⋯⋯⋯⋯⋯⋯⋯045

问题56： 病毒感染相关凝血病有什么特点？ ⋯⋯⋯⋯⋯⋯046

问题57： 病毒相关凝血病的治疗选择有哪些？ ⋯⋯⋯⋯⋯047

问题58： 针对肿瘤患者合并病毒感染后纤维蛋白原降低有哪些治疗措施？ ⋯⋯⋯⋯⋯⋯⋯⋯⋯⋯⋯⋯⋯⋯⋯⋯⋯⋯⋯⋯047

问题59： 当肿瘤患者合并病毒感染时，抗凝剂量如何选择？ ⋯⋯048

问题60： 对于正在使用阿司匹林或氯吡格雷的病毒感染患者，还需要使用抗凝药物吗？ ⋯⋯⋯⋯⋯⋯⋯⋯⋯⋯⋯⋯⋯050

问题61： 对于正在使用利伐沙班或达比加群酯的患者，还需要使用其他抗凝药物吗？ ⋯⋯⋯⋯⋯⋯⋯⋯⋯⋯⋯⋯⋯050

问题62： 肿瘤合并病毒感染患者在抗凝期间发生出血，应该如何处理？ ⋯⋯⋯⋯⋯⋯⋯⋯⋯⋯⋯⋯⋯⋯⋯⋯⋯⋯⋯⋯050

呼 吸 支 持 篇

问题63： 肿瘤患者合并病毒感染的呼吸支持包括哪些项目？ ⋯⋯055

问题64： 什么是氧疗？临床如何分类？ ⋯⋯⋯⋯⋯⋯⋯⋯055

问题65： 对合并病毒感染的肿瘤患者，氧疗的适应证是什么？何时启动氧疗？ ⋯⋯⋯⋯⋯⋯⋯⋯⋯⋯⋯⋯⋯⋯⋯⋯⋯055

问题66： 氧疗的目标是什么？ ⋯⋯⋯⋯⋯⋯⋯⋯⋯⋯⋯⋯056

问题67： 氧疗的动态评估如何实施？ ⋯⋯⋯⋯⋯⋯⋯⋯⋯056

问题68： 氧疗维持与撤离如何操作？ ⋯⋯⋯⋯⋯⋯⋯⋯⋯057

问题69： 低氧患者的氧疗如何实施？ ⋯⋯⋯⋯⋯⋯⋯⋯⋯058

问题70： 氧疗的注意事项有哪些？ ⋯⋯⋯⋯⋯⋯⋯⋯⋯⋯059

问题71： 什么是经鼻高流量氧疗？其适应证有哪些？ ⋯⋯⋯059

问题72： HFNC临床应用的禁忌证有哪些？ ⋯⋯⋯⋯⋯⋯⋯061

问题73：无创通气临床应用的适应证是什么？ …………………… 061

问题74：NIV临床应用的禁忌有哪些？ …………………………… 062

问题75：NIV使用的注意事项有哪些？ …………………………… 062

问题76：NIV的治疗时间有无标准？病情好转后NIV如何撤除？·063

问题77：有创通气的适应证是什么？ ……………………………… 064

问题78：有创通气的禁忌证有哪些？ ……………………………… 064

问题79：有创通气的注意事项有哪些？ …………………………… 065

问题80：有创通气的撤机如何进行？ ……………………………… 066

问题81：肿瘤患者还有无必要行体外膜肺氧合支持？ …………… 067

问题82：病毒感染患者体外膜肺氧合的适应证是什么？ ………… 068

问题83：体外膜肺氧合使用的禁忌有哪些？ ……………………… 068

问题84：体外膜肺氧合使用的注意事项有哪些？ ………………… 069

问题85：静脉—静脉方式体外膜肺氧合的撤机标准是什么？ …… 069

俯卧位治疗篇

问题86：俯卧位治疗有什么作用？ ………………………………… 072

问题87：什么是经典俯卧位治疗与清醒俯卧位治疗？ …………… 072

问题88：俯卧位治疗有哪些适应证？ ……………………………… 073

问题89：俯卧位治疗有哪些禁忌证？ ……………………………… 073

问题90：什么时候启动俯卧位治疗？ ……………………………… 075

问题91：如何评判俯卧位治疗的效果？ …………………………… 075

问题92：俯卧位治疗每天需要维持多长时间？ …………………… 076

问题93：什么时候停止俯卧位治疗？ ……………………………… 077

问题94：俯卧位治疗有哪些常见并发症？ ………………………… 077

问题95：俯卧位治疗有哪些注意事项？ …………………………… 079

并发症篇

问题96：如何判断肿瘤患者病毒感染后出现了心脏并发症？ ……082

问题97：如何处理肿瘤患者病毒感染后出现的心肌损伤标志物异常？ ………………………………………………………082

问题98：肿瘤患者病毒感染后最可能发生哪种肾脏并发症？ ……083

问题99：如何处理肿瘤患者病毒感染后出现的肾功能损害？ ……084

问题100：选择什么时机对肿瘤患者病毒感染后并发急性肾功能衰竭进行肾脏替代治疗？………………………………084

问题101：肿瘤患者病毒感染后可能发生的神经系统并发症有哪些？ ………………………………………………………084

问题102：如何处理肿瘤患者病毒感染后发生的神经系统并发症？ ………………………………………………………085

问题103：肿瘤患者病毒感染后可能发生的消化系统并发症有哪些？ ………………………………………………………086

问题104：如何处理肿瘤患者病毒感染后发生的消化系统并发症？ ………………………………………………………086

问题105：选择什么时机对肿瘤合并病毒感染患者并发肝功能衰竭进行人工肝治疗？………………………………087

病例篇

病例1：宫颈癌化疗、免疫治疗后合并病毒感染病例 ……………089

病例2：肝癌合并病毒感染病例 ……………………………………092

病例3：淋巴瘤化疗及免疫治疗中合并病毒感染病例 ……………097

病例4：食管癌术后合并病毒感染病例 ……………………………101

参考文献 ……………………………………………………………105

诊断分型篇

👨‍⚕️ **问题1**：肿瘤患者感染呼吸道病毒后有哪些临床表现？

　　肿瘤患者感染呼吸道病毒后的临床表现与非肿瘤患者一样，主要表现为咽干、咽痛、咳嗽、发热等，发热多为中低热，部分病例亦可表现为高热，热程多不超过3天；部分患者可伴有肌肉酸痛、嗅觉和味觉减退或丧失、鼻塞、流涕、腹泻、结膜炎等。少数患者病情继续发展，发热持续，并出现肺炎相关表现。重症患者多在发病5~7天出现呼吸困难和（或）低氧血症。严重者可快速进展为急性呼吸窘迫综合征（acute respiratory distress syndrome, ARDS）、脓毒症休克、难以纠正的代谢性酸中毒和出凝血功能障碍及多器官功能衰竭等。极少数患者还可有中枢神经系统受累等表现。

👨‍⚕️ **问题2**：如何确诊肿瘤患者发生了病毒感染？

　　根据流行病学史、临床表现、实验室检查等综合分析，作出诊断；其中确诊的首要标准为病毒核酸检测阳性。具体诊断标准如下：

　　（1）具有病毒感染的相关临床表现。

　　（2）具有以下一种或以上病原学、血清学检查结果：①病毒核酸检测阳性；②病毒抗原检测阳性；③病毒分离、培养阳性；④恢复期病毒特异性IgG抗体水平为急性期4倍或以上升高。

👨‍⚕️ **问题3**：肿瘤患者感染呼吸道病毒后如何分型？

　　肿瘤患者感染呼吸道病毒后的分型和普通人群相同，可分为轻型、中型、重型、危重型，具体标准如下：

（1）轻型：以上呼吸道感染为主要表现，如咽干、咽痛、咳嗽、发热等。

（2）中型：持续高热＞3天和（或）咳嗽、气促等，但呼吸频率（RR）＜30次/分、静息状态下吸空气时指脉氧饱和度＞93%。影像学可见特征性病毒性肺炎表现。

（3）重型：符合下列任何一条且不能以病毒感染以外的原因解释：①出现气促，RR≥30次/分；②静息状态下，吸空气时指脉氧饱和度≤93%；③氧合指数[动脉血氧分压（PaO_2）/吸入气氧浓度（FiO_2）]≤300 mmHg（1 mmHg=0.133 kPa），高海拔（海拔超过1 000 m）地区应根据以下公式对PaO_2/FiO_2进行校正，PaO_2/FiO_2×［760/大气压（mmHg）］；④临床症状进行性加重，肺部影像学显示24～48小时病灶明显进展＞50%。

（4）危重型：符合以下情况之一者。①出现呼吸衰竭，且需要机械通气；②出现休克；③合并其他器官功能衰竭。患者需在重症监护室（ICU）监护下治疗。

问题4：为什么通过病毒核酸、抗原、抗体检测可以确诊肿瘤患者合并病毒感染？

病毒感染肿瘤患者后，其遗传物质（病毒核酸）迅速在人体内扩增，在发病早期即可被检测到；随后，病毒抗原蛋白大量表达，在患者体内的含量快速达到峰值；而在发病后的5~14天，患者体内免疫系统开始先后产生应对病毒的IgM抗体和IgG抗体，其中IgM抗体会在较短时间内消失，而IgG抗体会长时间存在于患者体内。所以病毒核酸、抗原及抗体三种检测方法的窗口期有所区别（具体见图1），合理选择三种检测方法，可以确定

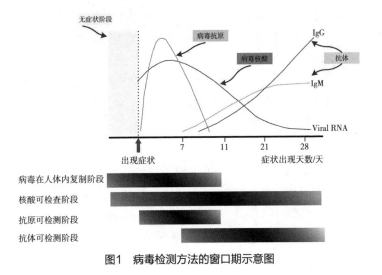

图1　病毒检测方法的窗口期示意图

肿瘤患者是否合并病毒感染，并大致确定其所处的感染阶段。

问题5：肿瘤患者的病毒核酸、抗原及抗体检测报告如何解读？

（1）核酸检测

①核酸阳性：样本中检出病毒核酸，排除污染可确诊病毒感染。

②核酸阴性：样本中未检出病毒核酸，但不能排除病毒感染。

（2）抗原检测

①抗原阳性：样本中检出病毒抗原，支持病毒感染的诊断。

②抗原阴性：样本中未检出病毒抗原，但不能排除病毒

感染。

（3）抗体检测

IgM抗体增高提示近期感染；IgG抗体增高提示既往感染。患者血清特异性IgM和IgG抗体均为阳性，恢复期IgG抗体水平为急性期4倍或以上升高有回顾性诊断意义。

由于存在检测窗口期和假阳性，血清抗体检测一般用作对病毒核酸检测阴性疑似病例的补充检测，以及在一定情况下检查疫苗是否生效。

具体核酸与抗体检测结果解读见表1。

表1　核酸与IgG抗体、IgM抗体联合检测的结果解读

核酸	IgM	IgG	临床意义
+	–	–	患者可能处于感染早期中的"窗口期"。即从机体感染病毒后到外周血中能检测出病毒抗体的时间，一般为1~2周。窗口期内病毒复制达到核酸检测下限，但抗体尚未产生或浓度较低
+	+	–	患者处于病毒感染早期。机体免疫应答最早产生IgM抗体，暂未产生IgG抗体或IgG抗体含量未达到检测方法的下限
+	–	+	患者处于病毒感染的中晚期或复发感染。在这一期间，人体内的病毒会逐渐被IgM抗体所中和，随着病情的好转，IgM抗体逐渐减少，直至低于检测下限。恢复期IgG抗体水平为急性期4倍或以上升高有回顾性诊断意义

续表

核酸	IgM	IgG	临床意义
+	+	+	患者处于感染活跃期，但机体已产生有持久免疫力的IgG抗体
−	+	−	患者处于病毒感染急性期，此时需考虑核酸检测结果存疑，需要复查核酸；同时也可能存在其他疾病或类风湿因子引起IgM抗体的假阳性
−	−	+	患者既往感染过病毒，但体内病毒已被清除，IgG抗体在体内存在时间长
−	弱阳	−	患者初次感染，病毒载量极低，处于早期。病毒载量低于核酸检测下限，机体只产生极少量IgM抗体；需排除类风湿因子等引起的IgM抗体假阳性
−	+	+	患者近期曾感染病毒并处于恢复期，体内病毒被清除，但IgM抗体尚未降低到检测下限水平；或处于感染活跃期，核酸结果假阴性
−	−	−	未感染病毒；或感染潜伏期，需结合流行病学史、临床表现等综合判断

问题6：肿瘤患者感染呼吸道病毒后，静息不吸氧指脉氧饱和度<93%，一定是重型吗？

肿瘤患者感染病毒后，静息不吸氧指脉氧饱和度<93%不

一定是重型。首先，需要明确肿瘤患者是否存在导致指脉氧饱和度<93%的基础疾病［如慢性阻塞性肺疾病（COPD）、先天性心脏病、肺部肿瘤、肺部感染、肺心病、肺动脉高压等］，在病毒感染前是否存在指脉氧饱和度<93%的情况。其次，需要通过实验室检查结合影像学检查进行综合评估，判断是否是病毒感染导致的指脉氧饱和度<93%。

问题7：肿瘤患者感染呼吸道病毒后出现呼吸困难，需要机械通气，一定是危重型吗？

肿瘤患者感染病毒后出现呼吸困难，需要机械通气时，不一定为危重型。因肿瘤患者会有很多原因可导致呼吸困难，均需进行机械通气。首先，肿瘤疾病本身（如肺部肿瘤、纵隔肿瘤、上呼吸道肿瘤、颅内肿瘤引起的颅内高压等）均可导致呼吸困难而使用机械通气。其次，肿瘤导致的严重并发症（如放疗或化疗后粒细胞缺乏导致休克、腹腔感染导致呼吸衰竭、血行感染、肺部重症非病毒感染、严重衰弱等），患者也需要机械通气治疗。故判断是否为危重型呼吸道病毒感染，需要通过实验室检查结合影像学检查进行综合评估。

（卢松、张开炯）

病情评估篇

问题8：肿瘤患者合并病毒感染时，必要且可行的检查、评估有哪些？

当恶性肿瘤患者明确合并病毒感染时，在门（急）诊、社区医院等应进行基本检查，包括血常规、肝功能、肾功能、心电图。上述检查可获得淋巴细胞计数及心脏、肝脏、肾脏等重要脏器信息。尤其应重视心电图检查，它既可反映心动过速、传导阻滞、早搏等各种心律失常，以及ST-T改变等心肌损伤的信息，同时也方便与肿瘤患者在病毒感染前的基线状态进行对比，简便易行，应予以重视。

若初步检查异常或者患者就诊时条件允许，可根据病情完善以下项目：①检验项目，如炎性指标［C反应蛋白（CRP）、白细胞介素6（IL-6）、降钙素原（PCT）、红细胞沉降率（ESR）、铁蛋白等］、生化指标［乳酸脱氢酶、肌酶、肌红蛋白（Myo）、肌钙蛋白、脑钠肽（BNP）等］、D二聚体及凝血功能、动脉血气分析、免疫状态评估［T淋巴细胞（简称T细胞）+B淋巴细胞（简称B细胞）亚群］、呼吸道分泌物病原微生物检查、病毒特异性IgG抗体水平等；②影像项目，如胸部X线/胸部CT、超声心动图等；③根据病情所需的其他检查项目，如CT下肺动脉造影（CTPA）、心脏磁共振成像（MRI）等。

问题9：肿瘤患者合并病毒感染时，哪些检查可以评估其免疫状态并指导治疗？

恶性肿瘤患者是典型的免疫抑制群体，关注肿瘤患者的免疫状态已成为共识。一方面，合并病毒感染的肿瘤患者T细胞计数显著减少，研究表明CD8$^+$和CD4$^+$T细胞的数量与病毒感染患者生存率成负相关。因此完善T细胞+B细胞亚群计数检查有助于了解患者的细胞免疫状态及动态变化，指导细胞免疫调节剂（如胸腺肽α_1）的治疗时机及疗程。

另一方面，恶性肿瘤患者的病毒感染容易并发或继发真菌、细菌的感染，导致病情加重，针对体液免疫功能评估的免疫球蛋白检测同样具有治疗指导的价值，监测外周血IgG的水平可为免疫球蛋白替代治疗提供参考和依据。

问题10：肿瘤患者合并呼吸道病毒感染时，如何合理地进行胸部CT检查？

病毒感染所致的上下呼吸道症状可能引起咳嗽、咳痰等临床表现，轻型患者病变局限在上呼吸道并呈自限性病程。但恶性肿瘤患者的免疫受损状态，发生中/重型病毒性肺炎、共发（或继发）细菌真菌感染的风险明显增加，出现以下情况建议尽快进行胸部CT检查评估：①持续发热≥72小时或热退后再反复，伴有咳嗽、咳痰加重甚至黄脓痰，以及合并明显的胸闷、气促不适；②神智改变或全身情况经积极治疗后仍呈恶化趋势；③在静息状态下，吸空气时指脉氧饱和度<93%；④肺部或胸腔内存在恶性肿瘤病灶需评估肿瘤情况等。

应该注意的是，胸部CT检查虽然有助于病情评估及鉴别诊断，但是同样应该结合患者的精神、食欲、睡眠等一般情况及患者生命体征、主观症状等进行综合判断，若上述情况均出现好转趋势，不必短期内频繁复查胸部CT以评估肺部病灶变化。对于治疗有效的患者，因肺部炎性病灶的影像学吸收往往晚于临床症状的缓解，建议复查评估时间间隔康复4周或以上，或根据肿瘤评估时间整合进行。

问题11：哪些临床因素有助于筛查肿瘤合并呼吸道病毒感染患者中的中高危个体？

肿瘤患者存在免疫抑制状态，并且大多数肿瘤患者因为前期抗肿瘤治疗、未稳定的疾病状态而未接种或未全程接种相关病毒疫苗，上述因素使得肿瘤患者成为"天然的"病毒感染的高危群体。起病时即有重型临床表现的患者往往能得到早期识别和及时救治，值得关注的是轻型患者向重型/危重型演变。因此，对中高危个体所具备的临床因素进行早期识别非常重要。我们认为充分评估以下病史信息有助于筛查中高危个体：

（1）年龄大于65岁，尤其是未全程接种相关病毒疫苗者。

（2）合并以下基础疾病的患者：心脑血管疾病（含高血压）、慢性肺部疾病、糖尿病、慢性肝脏疾病、肾脏疾病及维持性透析者；免疫功能缺陷者（如艾滋病患者、长期使用皮质类固醇或其他免疫抑制药物导致免疫功能减退者）。

（3）特殊人群：肥胖（体质指数>30）者；重度吸烟者。

（4）处于活动期的恶性肿瘤、肿瘤波及胸腔和双肺、抗肿瘤治疗中（包括手术后、化疗后、放疗后、靶向及免疫治疗后21天内）的患者。

（5）存在无法根治的感染性病灶（如阻塞性肺炎、复杂的尿路或腹腔感染等）或潜在性感染性病灶（如造瘘口状态、气管切开后、输尿管支架置入、导管置入等）。

（6）存在隐匿误吸风险的患者。

👨‍⚕️ **问题12**：肿瘤患者合并呼吸道病毒感染后，重型/危重型的早期实验室检查预警指标有哪些？

（1）低氧血症（PaO_2）进行性加重。

（2）组织氧合指标（如血氧饱和度/氧合指数）恶化或血乳酸水平进行性升高。

（3）炎症反应指标：外周血淋巴细胞计数进行性降低（$<0.6 \times 10^9/L$）或外周血炎症标志物（如IL-6、CRP、铁蛋白等）水平进行性升高。IL-6可诱导炎症反应并可能形成细胞因子风暴，为病情进展的标志。外周血IL-6水平为预测疾病进展及死亡的独立危险因素。CRP在重症患者病程初始阶段即明显升高，可早期预测患者病情严重程度及预后。研究表明，CRP的截断（cut off）值界定为50 mg/L，可识别重型/危重型患者，75 mg/L可识别出高死亡风险患者。血清铁蛋白水平与患者疾病严重程度密切相关，死亡患者的血清铁蛋白水平明显高于存活患者。

（4）免疫反应失衡指标

①淋巴细胞绝对值：低淋巴细胞血症与疾病严重程度及预后密切相关，在病毒感染患者中发现，IL-6和IL-10水平较高，$CD4^+$和$CD8^+$ T细胞水平较低，与疾病的严重程度相关。研究表明，淋巴细胞计数$<500/\mu L$提示预后差；淋巴细胞亚型$CD3^+$ T细胞$<200/\mu L$、$CD4^+$ T细胞$<100/\mu L$、$CD8^+$ T细胞$<100/\mu L$、B细胞$<50/\mu L$与高住院死亡风险相关。

②中性粒细胞-淋巴细胞比（NLR）：NLR可反映固有免疫与适应性免疫间的平衡状态，可预测疾病进展、疾病严重程度及预后。研究表明，重型与危重型病毒感染患者中NLR值明显增高，NLR>2.973可预测住院期间疾病进展。

（5）凝血功能相关指标：初始D二聚体水平高，不仅可以提示不良事件将在短期内发生，而且升高程度还能预测总体疾病进展、严重程度和死亡率。

（6）急性心脏损伤（ACI）相关指标：高敏心肌肌钙蛋白I（hs-cTnI）与氨基末端B型脑钠肽前体（NT-proBNP）等均为重型患者死亡的独立危险因素，且hs-cTnI与NT-proBNP同时升高的患者死亡率高于其他单一指标升高的患者。

☤ 问题13：哪些临床手段有助于早期识别肿瘤合并呼吸道病毒感染的重型/危重型患者？

（1）每天进行两次以上生命体征监测、氧负荷试验［休息及轻体力运动后指脉血氧饱和度（SpO_2）测定比较］，重点关注存在低氧饱和度而无明显呼吸困难主诉的老年患者。

（2）设定患者症状自评量表，每日由患者根据主观症状感受进行评分并记录，症状加重（尤其是呼吸道症状）、吸氧需求量增加往往提示疾病进展。

（3）借助量表，如快速新型冠状病毒严重程度评分（quick COVID-19 severity index，qCSI）等对患者风险等级进行评分，筛查重型/危重型患者（见表2、表3）。

表2　qCSI评分

指标	分级	得分/分
呼吸频率/（次·分$^{-1}$）	≤22	0
	23~28	1
	>28	2

续表

指　标	分级	得分/分
SpO$_2$	>93%	0
	89%~93%	2
	≤88%	5
吸氧流量/（L·min^{-1}）	≤2	0
	3~4	4
	5~6	5

表3　qCSI评分与疾病严重程度的关系

qCSI评分	风险等级	24小时内发生严重疾病风险[a]
≤3	低风险	4%
4~6	中低风险	30%
7~9	中高风险	44%
10~12	高风险	57%

注：a需要>10 L/min吸氧、高流量氧疗、无创机械通气、有创机械通气或死亡。

（王久惠、梁靖媛、何淑娅、张桂翼）

抗病毒治疗篇

👤 **问题14：为什么肿瘤患者合并呼吸道病毒感染时需要进行抗病毒治疗？**

抗病毒治疗不能根除病毒，但可以通过抑制病毒复制，从而减少病毒对人体免疫系统的攻击，以此来控制病情的发展，减少转为重型/危重型的风险。由于肿瘤患者是进展为重型/危重型病毒感染的高危人群，故在病毒感染后更应及时使用抗病毒药物来缩短病程，降低重型/危重型和死亡风险。肿瘤患者进展为重型/危重型的高风险因素还包括：持续中性粒细胞减少、T细胞缺乏症（淋巴细胞减少症）或功能障碍、血液系统恶性肿瘤、肿瘤累及肺部等。

👤 **问题15：肿瘤患者合并呼吸道病毒感染后抗病毒药物应如何选择？**

美国国家综合癌症网络（NCCN）指南对肿瘤患者不同的临床情况接受抗病毒药物治疗作了详细推荐。[下面以抗新型冠状病毒（简称新冠病毒）感染治疗为例。]鉴于目前瑞德西韦尚未在国内上市，根据前期临床使用经验，对于轻中型病毒感染且发病时间在5天以内的肿瘤患者，无论是否住院，只要没有用药禁忌，均可考虑使用奈玛特韦片/利托那韦片，对于中型病毒感染肿瘤患者，无论是否住院，只要没有用药禁忌，均可考虑使用阿兹夫定片。国产抗新冠病毒特效药VV116是一种瑞德西韦的衍生物，同样具有瑞德西韦药物相互作用较少的优点，而且可以口服。目前，VV116已经在Ⅲ期临床试验中被证明有不弱于奈玛特韦片/利托那韦片（Paxlovid）的疗效，上市后或许会成为癌症患者的最佳选择（见表4）。

表4 肿瘤患者使用抗病毒治疗推荐

不同临床情况	抗病毒治疗推荐	具体说明
肿瘤患者住院（非病毒感染原因）期间出现病毒感染急性症状	· 首选 ①单克隆抗体 ②瑞德西韦 · 其他 康复者恢复期血浆	· 单克隆抗体的疗效可能随病毒的变异而发生变化 · 瑞德西韦使用3天（对于病情较重或合并有免疫抑制的患者，可考虑延长至5天） · 如果没有有效的单克隆抗体，则考虑使用高滴度的康复者恢复期血浆
因出现病毒感染急性症状住院的肿瘤患者	· 首选 奈玛特韦片/利托那韦片 阿兹夫定 莫诺拉韦 瑞德西韦×5天 · 其他 如果符合治疗受益指数（TBI）或血液系统恶性肿瘤的标准，可以考虑使用康复者恢复期血浆	· 轻/中型病毒感染 瑞德西韦×5天 · 重型病毒感染 ①瑞德西韦×5天+地塞米松，基于目前研究，若核酸CT值持续较低且患者仍有症状或无改善，可延长使用瑞德西韦至10天 ②对于需要机械通气或体外膜肺氧合（ECMO）的患者，在地塞米松基础上加用瑞德西韦的益处尚不清楚，但如在进入ICU之前就已经开始使用瑞德西韦，则最好完成5天用药

续表

不同临床情况	抗病毒治疗推荐	具体说明
因出现病毒感染急性症状的住院的肿瘤患者	• 首选 奈玛特韦片/利托那韦片 阿兹夫定 莫诺拉韦 瑞德西韦×5天 • 其他 如果符合TBI或血液系统恶性肿瘤的标准，可以考虑使用康复期恢复者血浆	• 若血氧饱和度快速或逐渐下降，可以考虑联合使用IL-6抑制剂（如托珠单抗）及JAK抑制剂（如巴瑞替尼） • IL-6抑制剂和JAK抑制剂一般避免合并使用，避免用于未受控制的活动性感染（细菌、真菌或病毒）的患者，或合并显著免疫抑制性疾病（例如、中性粒细胞减少症、抗肿瘤化疗）的患者 • 新的证据表明，高滴度康复期恢复者血浆可能对免疫功能低下（尤其是B细胞受损）的持续病毒感染患者有益
持续有病毒感染症状的肿瘤患者（尤其是B细胞损伤的患者）	基于临床调查研究数据，推荐：抗病毒药物（瑞德西韦或奈玛特韦片/利托那韦片）被动免疫治疗（康复者恢复期血浆或单克隆抗体）联合使用	避免使用莫诺拉韦，因为其耐药遗传屏障较低，且具有产生逃逸性病毒变异体的相应风险
持续核酸检测阳性的无症状感染者	治疗指征尚不清楚	临床可综合病毒载量，患者免疫状态、抗肿瘤治疗应答情况等因素考虑是否需抗病毒治疗
未感染者的预防	无	关于疫苗接种内容参见其他章节

👨‍⚕️ **问题16**：什么时候开始对肿瘤合并病毒感染患者进行抗病毒治疗？

抗病毒治疗是病毒感染主要的治疗措施之一。最佳治疗时机是病程的早期，最好是发病的5天内。主要应用于有重型高危因素的感染者，用于降低其发展为重型的风险。

以抗新冠病毒治疗为例，对于发病>5天的重型患者，尤其是未完成三针疫苗接种的患者，病毒核酸CT值<30，应用奈玛特韦片/利托那韦片和莫诺拉韦仍可能有一定获益。有条件的医疗机构可通过检测血浆抗体水平来评估是否需要使用抗病毒药物，如抗体已明显升高，则不推荐使用抗病毒药物。

对于超过推荐用药时间的轻中型患者，目前研究数据有限，尚无明确的推荐意见。

👨‍⚕️ **问题17**：奈玛特韦片/利托那韦片为什么要求在出现症状后5天内服用？

奈玛特韦片/利托那韦片必须在出现症状后5天内服用，如果可以在3天内用会更好。与所有的病毒抑制剂一样，奈玛特韦片/利托那韦片必须在感染的早期阶段使用，即在病毒在呼吸道内大规模复制之前使用。

奈玛特韦片/利托那韦片由两种主要成分组成，奈玛特韦是一种SARS-CoV-2主要蛋白酶Mpro［也称为3C样蛋白酶（3CLpro）］的拟肽类抑制剂，抑制SARS-CoV-2 Mpro可使其无法处理多蛋白前体，从而阻止病毒复制。利托那韦抑制CYP3A介导的奈玛特韦代谢，从而升高奈玛特韦血药浓度。通过这种方式，奈玛特韦片/利托那韦片大大降低了体内的病毒负荷。

然而，它只在症状出现后3~5天有效，而且最好从测试结果呈阳性的那天开始服用。一旦感染病毒超过一周，在严重情况下对患病者身体造成的损害就无法通过抗病毒药物来弥补。

问题18：临床常用抗病毒药物有哪些副作用？

临床上常用的抗病毒药物均有一定的副作用，如奈玛特韦片/利托那韦片常见副作用有味觉倒错和腹泻，偶见胃肠道不良反应（消化不良、食管反流病、呕吐）、肌痛、头晕、肝功能异常［谷丙转氨酶（ALT）、谷草转氨酶（AST）升高］等。阿兹夫定的常见不良反应为ALT、AST升高、血小板（PLT）升高、谷酰转氨酶（GGT）升高和腹泻，偶见血糖升高、淋巴细胞计数降低、胃肠道不良反应等。在临床上，可以通过临床表现和实验室检查发现药物的副作用。

问题19：肿瘤患者病毒感染后抗病毒治疗的疗程是多久？

对于因非病毒感染症状住院，但伴有急性症状的病毒感染肿瘤患者，首选单克隆抗体或静脉注射瑞德西韦3天（对于病情严重或同时出现免疫抑制的患者，可延长至5天）。

因病毒感染的急性症状住院的肿瘤患者，轻中型患者予以瑞德西韦静脉注射5天，重型患者给予德西韦静脉注射5天联合地塞米松，若PCR-CT值在5天后仍较低，且患者仍有症状或症状无改善，则考虑将瑞德西韦的用药时间延长至10天。

对持续有症状的感染患者，特别是B细胞功能受损的患者，可联用抗病毒药物（瑞德西韦或奈玛特韦片/利托那韦片）和被动免疫治疗（康复者恢复期血浆或单克隆抗体）。

问题20：如何合理使用奈玛特韦片/利托那韦片？

（1）适用人群：发病5天以内的轻/中型病毒感染且伴有进展为重型病毒感染高风险因素的成人和青少年（12～17岁，体重≥40 kg）。

（2）用法

①一次同时服用300 mg奈玛特韦（2片粉片）与100 mg利托那韦（1片白片），q12 h×5天。在确诊及出现症状后5天内尽早服用。

②漏服药在8小时以内需尽快补服，漏服超过8小时不应补服，直接按规定时间服用下一剂。

③需整片吞服，在特殊情况下（如存在吞咽困难）可考虑掰开或压碎药片，与液体混合后服用；对于必须通过肠内饲管给药的患者，可以通过制备混悬剂后鼻饲给药。两种药品的混悬剂分别配置，配置好的药品需在4小时内给药。特别提示，在给予奈玛特韦后，必须在5分钟内给予利托那韦，否则可能会影响奈玛特韦的疗效。

④与食物同服或不同服均可。

（3）注意事项：不得与哌替啶、雷诺嗪等高度依赖CYP3A进行清除且其血浆浓度升高会导致严重和（或）危及生命的不良反应的药物联用。只有对母亲的潜在获益大于对胎儿的潜在风险时，才能在妊娠期间使用。不建议在哺乳期使用。中度肾功能损伤者应将奈玛特韦减半服用，重度肝、肾功能损伤者不宜使用。

问题21：如何合理使用阿兹夫定？

（1）适用人群：用于治疗中型病毒感染的成年患者。

（2）用法：每次5 mg，每日1次，疗程至多14天。建议在病程相对早、核酸检测阳性的患者中使用；空腹服用；应整片吞服，确有吞咽困难等情况，可考虑掰开或碾碎药片服用。

（3）注意事项：不建议在妊娠期和哺乳期使用，中重度肝、肾功能损伤患者慎用。

问题22：巴瑞替尼联合抗病毒治疗能否降低肿瘤患者感染病毒后进展为重型的风险？

巴瑞替尼属于可逆的选择性酪氨酸蛋白激酶（JAK1、JAK2）抑制剂，可通过抑制相关免疫反应，抑制炎症风暴的发生过程。Ⅱ期临床试验研究了巴瑞克替尼联合抗病毒疗法治疗中型或重型感染患者的效果。结果表明，与单独的抗病毒治疗相比，巴瑞克替尼联合抗病毒治疗会降低疾病恶化的风险，并可在疾病恶化时减少对呼吸机的使用，表明巴瑞替尼联合抗病毒治疗可降低肿瘤患者感染病毒后进展为重型的风险。

问题23：瑞德西韦能否降低活动肿瘤患者合并病毒感染后的早期死亡风险？

癌症患者由于免疫功能低下、年龄较大等原因，在感染病毒后死亡风险增加。对于这类患者，早期使用抗病毒药物至关重要，瑞德西韦是一种经证实对新冠病毒感染具有临床疗效的药物，且得益于早期使用。基于真实世界的研究表明，早期使用瑞德西韦可显著降低恶性肿瘤患者的早期死亡风险，使28天住院死亡率降低80%，尤其是对血液系统恶性肿瘤患者效果明显。

问题24：免疫功能低下的肿瘤患者合并病毒感染后如何选择抗病毒药物？

免疫功能低下的肿瘤患者受病毒感染的风险高，尤其是B细胞耗竭的患者，因为其抗体反应受损导致病毒清除无效。对于有B细胞损伤的肿瘤合并病毒感染患者，可联合使用抗病毒药物（瑞德西韦或奈玛特韦片/利托那韦片）和被动免疫治疗（康复者恢复期血浆或单克隆抗体）。考虑到耐药性的低遗传障碍和产生逃逸病毒突变体的相应风险，应考虑避免使用莫诺拉韦。

问题25：奈玛特韦片/利托那韦片和哪些抗肿瘤药物可能存在相互作用？

药物和药物的相互作用（drug to drug interaction, DDI）是指两种或两种以上的药物同时应用时所发生的药效变化，即产生协同（增效）、相加（增加）、拮抗（减效）的作用。合理的药物相互作用可以增强疗效或降低药物不良反应，反之可导致疗效降低或毒性增加，还可能发生一些异常反应，干扰治疗，加重病情。

随着奈玛特韦片/利托那韦片在我国临床中的应用逐渐增加，其较为显著的与其他药物的相互作用也受到越来越多的关注。根据奈玛特韦片/利托那韦片说明书及相关文献，包括铂类、吉西他滨、拓扑替康、培美曲塞、贝伐珠单抗、西妥昔单抗、蒽环类、色瑞替尼、伊布替尼、伊洛替尼、奈拉替尼、康奈非尼在内的多种抗肿瘤药物，在与奈玛特韦片/利托那韦片联用时会由于利托那韦对CYP3A4的抑制作用而升高血清浓度，进而可能导致不良反应发生率增加。

从机制来看，奈玛特韦片/利托那韦片是利托那韦和奈玛特韦两种成分的组合包装，而利托那韦是CYP3A4的抑制剂，

CYP2C9和CYP2C19的诱导剂，也是P糖蛋白抑制剂，与多种药物存在相互作用，尤其是可能大幅度提升经CYP3A4代谢药物的浓度，有严重不良反应风险。因此，服用以上药物的肿瘤患者应当注意，避免与奈玛特韦片/利托那韦片同时服用。

了解当前病毒感染治疗药物的半衰期和与其他药物的相互作用有助于医生合理用药。

问题26：如何防止病毒再激活？

病毒感染时，人体免疫系统由于一方面受到病毒的攻击受损，另一方面在治疗过程中可能使用糖皮质激素、IL-6抑制剂和JAK抑制剂等具有免疫抑制作用的药物，使得一些原本被免疫系统压制但一直潜伏的病毒有可能发生再激活，再次造成感染。比如乙型肝炎（简称乙肝）病毒和水痘-带状疱疹病毒。对于既往有乙肝感染史，并在治疗中使用糖皮质激素等免疫抑制药物的患者，指南推荐要持续监测肝酶。其中，HBsAg阳性患者可直接考虑预防性使用抗病毒药物，阴性患者在HBV-DNA复阳后也要再次开始抗病毒治疗。在新冠病毒感染者中，水痘-带状疱疹病毒的再激活也十分常见，尤其是重型患者。有报道显示，29%~42%需要机械通气的新冠病毒感染者会发生水痘-带状疱疹病毒的再激活，造成带状疱疹或播散性带状疱疹。而且一些带状疱疹可能出现非典型的皮肤表现，容易与新冠病毒感染引起的皮肤并发症混淆，要注意鉴别。相关指南建议，对于水痘-带状疱疹病毒血清学检查阳性的患者，要监测水痘-带状疱疹病毒再激活，并考虑预防性使用抗病毒药物。当然，最佳的预防策略还是提前接种水痘-带状疱疹疫苗。

（徐珊玲、马雪、伍家利）

免疫治疗篇

👤 问题27：什么是病毒感染患者的免疫治疗？

病毒感染后，大部分患者会出现淋巴细胞减少，患者免疫功能不同程度受损，这部分患者需要免疫支持；病程第7~10天，可能发生病毒诱导的严重程度不同的全身或局部的过度炎症反应，导致肺部及肺外组织、脏器损伤，是病毒感染发展成重型、危重型的主要因素，这时又需要给予患者免疫抑制治疗。这就是病毒感染患者的免疫治疗。

👤 问题28：有哪些指南对病毒感染后的免疫治疗作了推荐？有哪些常用药物？

我国《新型冠状病毒感染诊疗方案（试行第十版）》、2022年4月世界卫生组织（WHO）更新的《新型冠状病毒肺炎药物治疗指南》、2021年美国国立卫生研究院（NIH）《新型冠状病毒肺炎治疗指南》等均对免疫治疗有相应推荐。

免疫治疗常用药物包括：糖皮质激素（地塞米松、甲泼尼龙、泼尼松、氢化可的松）、IL-6受体拮抗剂（托珠单抗）、单克隆抗体（安巴韦单抗/罗米司韦单抗）、丙种球蛋白、恢复期血浆、胸腺肽 α_1。

👤 问题29：哪些病毒感染患者需要糖皮质激素治疗？怎样使用糖皮质激素？

病毒感染早期给予糖皮质激素治疗，必然会抑制免疫系统对病毒的清除，不利于对病毒感染的控制。对普通人群来说，激素治疗的适应证是重症和危重症；对于肿瘤患者，因是发展成重型、危重型的高危人群，所以我们推荐qCSI评分为4~6分的中型患者也使用激素。

常规用法：地塞米松5 mg/d，或泼尼松40 mg/d，或甲泼尼龙36 mg/d，或氢化可的松100 mg/d，证据最多的是地塞米松。疗程：7~10天。

注意事项：①近期有消化道出血者慎用；②伴有活动性肺结核，严重的细菌、真菌等感染者慎用；③在患者病情允许情况下尽量小剂量、短疗程使用。

问题30：糖皮质激素常规推荐剂量用于病毒感染疗效不佳时是否可加大使用量？

有研究表明，地塞米松20 mg/d，使用5天；氢化可的松200 mg/d，使用7天；甲泼尼龙80 mg/d（疗程不明确）方案均显示可以改善重型病毒感染患者的临床状态和预后。因此，针对重型及危重型患者，推荐全身应用糖皮质激素治疗，可选地塞米松5~10 mg/d或甲泼尼松40~80 mg/d，使用7~10天。值得注意的是，年龄>70岁的患者使用糖皮质激素临床获益有限，需严格监测其不良反应。

问题31：长期使用糖皮质激素的肿瘤患者，在病毒感染期间应如何使用激素？

在病毒感染早期，使用糖皮质激素对病毒感染的控制是不利的，但如果因原发疾病不能停用激素，就只能在密切监测下继续使用原剂量激素，如已经是重型及以上患者，应按照我国《新型冠状病毒感染诊疗方案（试行第十版）》使用激素。

👨‍⚕️ **问题32**：如何评估糖皮质激素的疗效？

可以通过以下几个方面进行判断：

（1）临床症状

①至少气紧等症状稳定或不同程度改善：患者可能会短时间（用药第二天）症状就有改善，也可能在整个激素治疗期间症状稳定并缓慢改善。

②活动耐量不同程度改善。

③精神状态改善。

④食欲状态及消化道症状等改善。

（2）监护指标，如心率、呼吸频率、外周指脉氧饱和度改善。

（3）检验指标

①CRP、IL-6、铁蛋白等炎性指标改善。

②D二聚体改善。

③血气分析指标改善，特别是氧分压、氧饱和度、氧合指数逐渐改善。

（4）胸部影像改善。

👨‍⚕️ **问题33**：IL-6受体拮抗剂（托珠单抗）的作用机制是什么？其适用人群、禁忌证、使用建议、注意事项及使用时机是什么？

细胞因子风暴是病毒感染患者死亡的重要原因，而IL-6是引发细胞因子风暴的关键细胞因子，IL-6在体内要与IL-6受体结合才能发挥作用。托珠单抗是一种抗IL-6受体的单克隆抗体，竞争性结合IL-6受体，使IL-6不能与IL-6受体结合，从而抑制IL-6发挥作用。可见托珠单抗较激素更有靶向治疗作用。

（1）适用人群

①重型/危重型患者，IL-6水平明显升高，有研究以IL-6水平高于正常上限2倍为标准。

②如果实验室不能做IL-6检测，需为CRP≥75 mg/L的重型/危重型患者。

（2）禁忌证。严重感染：细菌感染（血常规、明确的感染灶、症状、体征等证实）、真菌感染1,3-β-D-葡聚糖试验（简称G试验）、半乳甘露聚糖抗原试验（简称GM试验），含活动性肺结核（影像学等证实）。

（3）剂量调整或慎用建议

①ALT或AST明显升高。10倍以上的升高建议禁用。

②中性粒细胞减少、血小板减少。

（4）注意事项

①不论是否已经使用糖皮质激素，应联合糖皮质激素一起使用。

②IL-6受体拮抗剂有过敏事件（使用肾上腺素解救）、肠道穿孔事件报道。

③轻度肾功能不全不需要调整剂量（肌酐清除率≥50 mL/min）。

④儿童使用需要参考说明书。

（5）使用时机。IL-6升高和（或）CRP≥75 mg/L的重型/危重型患者，如无禁忌证，推荐在入ICU的24小时内或入普通病房的72小时内应用，不一定必须当糖皮质激素治疗欠佳时才考虑使用。

👨‍⚕️ **问题34：JAK抑制剂（巴瑞替尼）的作用机制是什么？如何使用？**

JAK抑制剂可选择性抑制JAK激酶，阻断JAK-STAT信号传导通路。JAK-STAT信号通路是近年来发现的一条由细胞因子刺激的信号传导通路，JAK抑制剂可抑制这条传导通路，从作用机制上能够减轻感染继发的炎症反应。

2022年1月，WHO建议将巴瑞替尼与糖皮质激素相结合治疗重型新冠病毒感染者。2022年5月，美国食品药品监督管理局（FDA）批准巴瑞替尼用于治疗需要辅助供氧、无创/有创机械通气、ECMO的住院成人新冠病毒感染者。

适用人群：重型患者，无禁忌证患者。

使用说明：①危重型（可能获益不大）；②活动性感染（结核分枝杆菌、真菌、其他严重的细菌感染等）慎用；③粒细胞、血小板减少等免疫抑制状态慎用；④肝功能受损时慎用。

用法：巴瑞替尼（4 mg/d，使用14天或直到出院）联合地塞米松或其他糖皮质激素一起使用。

👨‍⚕️ **问题35：单克隆抗体的作用机制和适应证是什么？**

单克隆抗体疗法产生于首个诺贝尔生理学或医学奖获得者埃米尔·阿道夫·冯·贝林对白喉杆菌产生免疫能力的动物血浆的研究，其发现这种血浆可以用来治疗白喉感染，简单讲就是用特异性抗体来中和相关抗原。

我国国家药品监督管理局应急批准的第一个中和抗体——安巴韦单抗/罗米司韦单抗，临床研究数据是建立在新冠病毒"德尔塔"株的基础上，对目前的"奥密克戎"株临床疗效有待进一步观察。

适应证：轻型、中型且伴有进展为重型感染高风险因素的成人和青少年（12~17岁，体重>40 kg）。

问题36：如何使用"静注COVID-19人免疫球蛋白"和康复者恢复期血浆？

我国《新型冠状病毒感染诊疗方案（试行第十版）》中有对"静注COVID-19人免疫球蛋白"的使用推荐：可在病程早期用于有高危因素、病毒载量较高、病情进展较快的患者。剂量：轻型100 mg/kg，中型200 mg/kg，重型400 mg/kg。根据患者病情改善情况，次日可再次输注，总次数不超过5次。

我国《新型冠状病毒感染诊疗方案（试行第十版）》中也有对康复者恢复期血浆的使用推荐：在病程早期用于有高危因素、病毒载量较高、病情进展较快的患者。康复者恢复期血浆的可及性非常有限，所以当前还不能广泛应用。

问题37：肿瘤合并病毒感染患者是否需要使用胸腺肽α_1？

冠状病毒是细胞内寄生的非细胞型微生物，细胞免疫在病毒感染的发生、发展及消除过程中起着关键作用，炎症反应失控和免疫应答障碍并存是病毒感染的病理生理特点之一，患者T细胞亚群数量存在不同程度减少及功能降低，特别是重型、危重型患者。

胸腺肽α_1通过激活TRAF6信号通路产生效应，促进胸腺细胞的分化和成熟，增加T细胞计数，进而增强体液免疫，适应证为治疗慢性乙型肝炎或作为免疫损害者的疫苗免疫应答增强剂。但胸腺肽α_1在临床应用中超说明书使用情况普遍，多用于各类型肿瘤、感染辅助治疗等免疫功能低下患者。

胸腺肽 α_1 作为免疫调节剂，可以调节增强机体的T细胞亚群，增强其免疫功能，同时，胸腺肽 α_1 可通过树突状细胞的Toll样受体，平衡抗炎和促炎反应。临床研究显示能改善患者的预后。

目前临床使用胸腺肽 α_1 辅助治疗病毒感染较为常见，包括轻型至危重型患者。在多数情况下，轻型、中型患者使用胸腺肽 α_1 1.6 mg，每周2次；重型、危重型患者使用胸腺肽 α_1 1.6 mg/d，使用5~7天，后续每周2次，共9次，但这些用法到目前为止都没有较好的临床证据。部分专家认为淋巴细胞数量急剧大幅降低（小于0.7×10^9/L）的重型、危重型患者使用胸腺肽 α_1 可能临床获益更大。

问题38：普通人体丙种球蛋白是否可用于治疗病毒感染？

普通人体丙种球蛋白（IVIG）是一种含有血清抗体的药物。抗体主要功能是特异性结合抗原，可激活补体，起着调理、免疫黏附、中和及溶解病毒等作用，在病情早期，对于进展比较明显的患者，使用大剂量的IVIG，在一定程度上可阻遏病情的发展，有效提高对抗病毒或细菌的治疗效果。IVIG治疗病毒感染患者已被证明可以改善氧合，缩短住院时间，降低呼吸道发病率。已有大量病毒诊疗指南和专家共识经验性推荐静脉注射IVIG用于治疗病毒感染，尤其是重型、危重型患者和特殊人群。

然而，必须指出的是普通人体IVIG在新冠病毒感染治疗中仍存在争议。目前只有个案病例报道，大剂量IVIG（20 g）冲击疗法应用于重型新型冠状病毒肺炎的早期干预的临床疗效确切。但也有相关研究发现，IVIG组与非IVIG组在ARDS、弥散性血管内凝血（DIC）、心肌损伤、急性肝损伤、急性肾损伤、无创机械通气、持续性肾脏替代治疗等方面，差异无统计学意义。因临床应用证据不充分，所以我国《新型冠状病毒感染诊疗方案（试行第十版）》中没有明确推荐使用IVIG。

（彭玲）

抗感染治疗篇

病毒感染一般不推荐常规使用抗菌药物，但肿瘤患者由于具有恶性肿瘤基础、接受放化疗、营养不良等因素，容易合并或继发其他病原微生物感染。据统计，感染新冠病毒的肿瘤患者合并其他病原微生物感染的总体发生率为17%~19%，一旦合并感染，机械通气或死亡等不良事件的发生率将显著增加，住院时间也将显著延长。因此，对于这类患者，应结合其自身具体情况，动态评估合并感染的风险，准确把握使用抗菌药物的指征和时机。

问题39：肿瘤患者病毒感染后合并细菌感染的危险因素有哪些？

危险因素包括：高龄、基础疾病（如慢性肾脏或心脏疾病、糖尿病）、病危状态、机械通气，以及使用皮质类固醇治疗。

问题40：肿瘤患者病毒感染后合并其他感染的好发部位在哪里？

肿瘤患者病毒感染后合并其他感染好发于肺部、血液和泌尿系统，其他还包括肠道、皮肤软组织等。

问题41：肿瘤患者病毒感染后合并其他感染的易感病原体有哪些？

主要的易感细菌、支原体包括金黄色葡萄球菌、肺炎链球菌、肺炎克雷伯菌、流感嗜血杆菌、肺炎支原体及其他病原体；对于长期住院尤其是住ICU的患者，其易感细菌包括大肠埃希菌、铜绿假单胞菌、鲍曼不动杆菌及多重耐药菌等。

易感的真菌包括曲霉［新冠病毒相关肺曲霉病（CAPA）］、毛霉［新冠病毒相关毛霉病（CAM）］。

易感的病毒主要包括流感病毒、呼吸道合胞病毒、副流感病毒、腺病毒、肠道病毒、鼻病毒及冠状病毒等。此外，患者还有乙肝病毒和水痘-带状疱疹病毒再活跃的风险。

问题42：肿瘤患者病毒感染后合并其他病原微生物感染的筛查手段有哪些？

肿瘤患者病毒感染后进行经验性抗菌治疗前，推荐进行全面的病原微生物学检查，以便调整、降级或停用抗菌药物。临床在采集标本时应尽量采集合格标本［如气管内导管吸出液或支气管肺泡灌洗（bronchoalveolar lavage，BAL）液］，尽量避免采集鼻咽拭子进行病原微生物筛查，以避免细菌感染的过度诊断。

（1）主要的筛查手段包括采集疑似感染部位的合格标本进行常规涂片、培养。

（2）条件允许可进行高灵敏度、高阴性预测值和耗时短的多重聚合酶链反应（PCR）检测（如"呼吸道病原学十三项"）。

（3）对临床疑似感染的病重、病危或免疫抑制、免疫缺陷患者，在完善传统实验室及分子生物学检测的同时，采集疑似感染部位的合格标本进行宏基因组测序。

（4）建议对所有肿瘤合并新冠病毒感染的住院患者动态监测PCT变化，尤其是接受机械通气的危重症或ICU患者。

（5）怀疑真菌感染时需进行真菌监测，包括涂片、培养；对可疑患者及时进行血或支气管肺泡灌洗液的G试验、GM试验。

（6）高热患者留取下呼吸道标本同时留取血培养标本。留置导管的患者应同时送检外周静脉血和导管血进行培养。

问题43：肿瘤患者病毒感染后启动抗菌治疗有哪些指征？

肿瘤患者合并病毒感染后，一般不需要使用抗菌治疗。如果患者有粒细胞缺乏伴发热，或有以下细菌感染的症状、体征和临床表现，可考虑启动抗菌治疗。

（1）体温完全恢复正常3天后再次出现发热，不能用病毒感染解释者（可根据核酸检测CT值或抗原检测是否为阳性）。

（2）如咳黄脓痰且痰量明显增多，或既往有下呼吸道病原体感染或定植史。

（3）血常规示白细胞及中性粒细胞计数升高（需排除糖皮质激素影响），PCT、CRP升高。

（4）影像学提示肺实变、渗出等明显增多，或有提示其他部位感染的实验室和影像学检查证据。

（5）对于长期住院尤其是住ICU的患者，或实施有创机械通气或ECMO等气道开放患者可考虑预防性使用抗菌药物。

（6）存在其他部位感染的依据，如尿路感染、血流感染等。

诊断细菌感染应综合评估上述证据，并与病毒感染及肺水肿等非感染性病变鉴别，及时完成送检、病原学筛查，从严掌握抗菌药物应用指征。

问题44：肿瘤患者病毒感染后合并细菌感染的抗菌药物使用有哪些原则？

使用抗菌药物需有充足的证据，避免盲目或不恰当使用抗菌药物，尤其是联合使用广谱抗菌药物。

（1）门（急）诊患者可予以阿莫西林-克拉维酸、头孢克洛或呼吸喹诺酮类药物（左氧氟沙星、莫西沙星）口服。

（2）住院患者怀疑合并细菌感染时初始经验性治疗可选用青霉素类（如阿莫西林-克拉维酸、哌拉西林/他唑巴坦）、三代头孢（如头孢曲松、头孢他啶）、头孢哌酮/舒巴坦或呼吸喹诺酮类药物等具备抗假单胞菌活性的药物。

（3）怀疑合并不典型病原体感染时可选用呼吸喹诺酮类药物或β内酰胺类抗生素联合阿奇霉素或多西环素。

（4）如果存在粒细胞缺乏伴发热或长期住院尤其是住ICU或存在机械通气、ECMO时应考虑加用广谱抗生素治疗。

（5）在缺乏耐药菌感染的证据和危险因素时，不建议经验性使用糖肽类、碳青霉烯类等特殊使用级抗菌药物。

（6）在抗菌药物治疗的过程中，应定期复查感染指标、病原学及影像学，以便及时调整、降级或停用抗菌药物。

问题45：肿瘤患者感染病毒后再合并其他感染的抗感染疗程是多久？

具体疗程见表5。

表5 肿瘤患者感染新冠病毒后再合并其他感染的抗感染疗程

类型	疗程
细菌性肺炎	5~14天
血流感染 ·革兰氏阴性菌 ·革兰氏阳性菌 ·金黄色葡萄球菌	 10~14天 7~14天 通常需要在第一次血培养阴性后4周

续表

类型	疗程
细菌性鼻窦炎	7～14天
皮肤/软组织感染	5～14天
真菌感染 ·念珠菌 ·霉菌（如曲霉） ·酵母菌	第一次血培养阴性后至少2周 至少12周 不少于第一次血培养后2周
病毒感染 ·单纯疱疹病毒 ·水痘–带状疱疹病毒 ·流感病毒	7～14天 7～14天 至少5天疗程的奥司他韦

问题46：肿瘤患者病毒感染后合并真菌感染的高危因素有哪些？

肿瘤患者病毒感染后合并真菌感染的高危因素：高龄、合并慢性疾病、免疫功能受损、长期应用糖皮质激素及气管插管、静脉导管等有创救治措施。其中，合并曲霉感染发生率为2%~11%，在ICU患者中发生率最高，其高危因素包括老龄、机械通气、ARDS和免疫受损（如全身性使用糖皮质激素、IL–6受体拮抗剂等）等；合并毛霉感染发生率为0.3%~0.8%，其危险因素包括糖尿病和全身使用糖皮质激素等。

问题47：肿瘤患者病毒感染后合并念珠菌感染的治疗时机及药物选择有哪些原则？

（1）对于广谱抗菌药物使用7天及以上，胃肠外营养，接受有创检查或治疗，G试验结果示1，3-β-D葡聚糖水平明显升高，两个或以上部位的标本念珠菌培养阳性的患者须考虑侵袭性念珠菌感染可能，可考虑给予抗真菌治疗。

（2）氟康唑作为非危重型或唑类耐药低风险患者的一线经验性治疗药物。

（3）棘白菌素作为危重型患者、近期有唑类药物暴露史或唑类耐药高风险患者的一线经验性治疗药物。

（4）若患者持续存在念珠菌血症或棘白菌素治疗临床无应答，且没有证据表明对两性霉素B耐药，可考虑应用两性霉素B脂质体或两性霉素B脱氧胆酸盐治疗。

问题48： 肿瘤患者病毒感染后合并曲霉感染的治疗时机及药物选择有哪些原则？

（1）对于糖皮质激素使用7天及以上，有粒细胞减少或缺乏、COPD且既往气道标本培养曲霉阳性、GM试验结果明显升高的患者需考虑侵袭性肺曲霉病，可考虑给予伏立康唑、泊沙康唑、两性霉素B脂质体进行单药或单药序贯治疗，两性霉素B脱氧胆酸盐和棘白菌素类药物可考虑为替代方案。

（2）考虑单药序贯治疗或联合治疗时，建议参考曲霉的耐药性或药敏试验进行药物选择。根据确定的曲霉属、治疗应答、不良反应和治疗药物监测（therapeutic drug monitoring，TDM）来调整治疗方案。

（3）抗曲霉治疗的疗程建议根据临床应答和实验室结果（如GM试验和胸部影像学检查）确定，停药前需对复发风险进行综合评估。

问题49：肿瘤患者病毒感染后合并毛霉感染的治疗时机及可选择的药物有哪些？

（1）由于该类患者合并毛霉感染时主要表现为鼻眶脑毛霉病（约占97%），如果患者有糖尿病，有长期使用糖皮质激素，且伴随头痛、面部或眶周疼痛/肿胀，上睑下垂，眼肌麻痹或鼻塞等症状，需考虑毛霉感染，可考虑启动抗毛霉治疗。

（2）考虑毛霉感染时应积极控制血糖、优化糖皮质激素使用，同时进行抗毛霉治疗和及时手术清创。

（3）治疗方案应包括4~6周诱导和3~6个月维持治疗，直至临床症状和体征消失。诱导治疗药物首选两性霉素B脂质体，也可选择两性霉素B脱氧胆酸盐、泊沙康唑、艾沙康唑作为替代。维持治疗药物推荐选择泊沙康唑或者艾沙康唑。

问题50：肿瘤患者合并病毒感染时使用抗菌药物有哪些注意事项？

（1）在使用抗菌药物前留取感染部位标本，搜寻病原微生物证据。

（2）经验性使用抗菌药物时需结合患者特点（如有无粒细胞缺乏伴感染史，是否留置深静脉导管，有无器官功能受损等）、感染部位及当地的耐药监测结果等选择抗菌药物，同时应根据微生物学检测结果和临床特征及时调整药物类别并进行降阶梯治疗。

（3）注意抗菌药物与其他药物的相互作用；必要时对部分抗感染药物进行治疗药物监测。

（4）怀疑病毒性心肌炎或心肌受累者，或有QT间期延长患者慎用喹诺酮类药物。

（5）能口服给药尽量避免静脉给药。静脉给药后患者病情稳定、胃肠功能正常后及时改口服序贯治疗，尤其是生物利用度高的喹诺酮类药物。

（6）要足量、足疗程用药，这样既可保证抗菌药物疗效，同时也能避免不足量用药导致细菌耐药性产生。

（7）联合使用抗菌药物需掌握明确的适应证。

（8）要及时监测有无抗菌药物的不良反应。

（赵倩、王秋菊）

凝血功能篇

👨‍⚕️ 问题51：肿瘤患者合并病毒感染后有血栓风险吗？

如新冠病毒感染可导致高凝状态，增加了血栓风险。在ICU的病毒感染患者中，血栓事件高达31%，27%为静脉血栓栓塞（VTE）。恶性肿瘤是VTE发生的重要危险因素，16%~40%的VTE与恶性肿瘤相关，较非肿瘤人群VTE发生风险显著升高；并且，肿瘤患者动脉血栓栓塞风险也明显增加。因此，肿瘤患者合并病毒感染有很高的血栓风险，与不良预后密切相关。肿瘤患者感染病毒后，VTE发生的危险因素与疾病的严重程度、炎症指标和凝血参数相关。研究发现住院时间、气管插管、升高的D二聚体、肌钙蛋白和CRP是重要的危险因素。多个评分工具如Padua预测评分（PPS）、IMPROVE-RAM、COMPASS-COVID-19和修订的Caprini评分等可用于病毒感染患者血栓风险的评估。但针对肿瘤患者，需要更多的研究探讨相关的危险因素和最优的评分工具。

👨‍⚕️ 问题52：肿瘤患者合并病毒感染后，有哪些实验室检查可用于评估其凝血状态？

常规的实验室检查包括血小板计数、纤维蛋白原水平、D二聚体水平、血浆凝血酶原时间（PT）、国际标准化比值（INR）、活化的部分凝血活酶时间（APTT）、凝血酶时间（TT）、纤维蛋白（原）降解产物（FDP）等。此外，整体止血功能检测（评估凝血、血小板活化和纤溶状态）如旋转血栓弹力描记（rotational thromboelastometry，ROTEM）、血栓弹力图（thromboelastography，TEG）能更好地反映整体止血状态和指导治疗。

问题53：肿瘤患者合并病毒感染后抗凝治疗的指征是什么？

除非有抗凝治疗的禁忌证（如活动性出血、血小板计数$<50\times10^9$/L等），建议住院患者均接受预防性的抗凝治疗（具体抗凝药物的使用需参考相关的药品说明书），此能降低死亡率和VTE的发生率。

问题54：肿瘤患者合并病毒感染后需要抗血小板治疗吗？

目前没有充分的证据表明抗血小板治疗能明显改善病毒感染患者临床表现、减少器官支持时间和改善存活率，因此不建议肿瘤合并病毒感染患者常规进行抗血小板治疗，除非有其他适应证。确需治疗，抗血小板药物主要包括乙酰水杨酸（阿司匹林），其不可逆失活血小板环氧合酶-1（cyclooxygenase-1），阻止血小板活化物血栓素A_2（thromboxane A_2）的产生。P2Y12受体拮抗剂如氯吡格雷，抑制二磷酸腺苷和血小板P2Y12受体的结合，从而抑制血小板的聚集和活化。双嘧达莫（Dipyridamole），其为磷酸二酯酶（phosphodiesterase）抑制剂，升高血小板内环腺苷酸（cAMP）水平，抑制血小板聚集。血小板凝血酶受体拮抗剂如沃拉帕沙（vorapaxar），抑制凝血酶诱导的血小板聚集。

问题55：肿瘤患者合并病毒感染后血小板减少有哪些可能的原因？

除肿瘤和肿瘤治疗相关因素（如血液系统肿瘤、脓毒症、骨髓毒性化疗药物使用等），需要重视病毒相关免疫性血小板减少（immune thrombocytopenia）。1/3的病毒感染患者存在轻度的血小板下降，在中/重型的患者中血小板下降发生的比例和严重程度更高。其机制包括病毒直接感染骨髓细胞导致骨髓微环境的异常，血小板合成受抑；微血栓的形成，血小板消耗；病毒导致免疫系统紊乱，血小板破坏增加。诊断病毒相关免疫性血小板减少，注意排除消耗性凝血病如DIC，血栓性微血管病如血栓性血小板减少性紫癜（TTP），药物相关血小板减少如肝素诱导的血小板减少（HIT），自身免疫性疾病如系统性红斑狼疮等。治疗方案参照继发性免疫性血小板减少症，在治疗原发病的基础上，首选激素或免疫球蛋白，必要时输注血小板。由于促血小板生成素受体激动剂（thrombopoietin receptor agonists）潜在的血栓风险和肝毒性，可作为二线治疗方案。

问题56：病毒感染相关凝血病有什么特点？

病毒感染导致促炎性细胞因子的产生，血小板和补体系统的活化，中性粒细胞外陷阱（neutrophil extracellular traps，NETs）形成导致高炎症反应和血栓性微血管病变，内皮损伤，凝血、抗凝、纤溶系统功能失衡，从而导致病毒感染相关凝血病（CAC）等。CAC的特点为显著升高的D二聚体、纤维蛋白原和FDP，vW因子（vWF）和Ⅷ因子也有明显的升高，而PT、APTT和血小板计数轻度改变。此外，由于病毒直接感染内皮细胞，CAC表现为明显的内皮病变和内皮炎症，观察到内皮损伤标志物如Angiopoietin-2水平升高。CAC与DIC有一定的差异性，具体见表6。

表6 CAC和DIC的异同

	DIC	CAC
血小板计数	↓	↑↓
D二聚体	↑	↑
PT/APTT	↑	↔↑
纤维蛋白原	↓	↑
抗凝血酶	↓	↔
vWF	↑	↑
血栓	↑	↑
出血	↑	↔↑

问题57：病毒相关凝血病的治疗选择有哪些?

预防剂量的肝素可用于预防和治疗轻度CAC，不增加严重出血事件。治疗剂量的肝素对中重型/ D二聚体显著升高（大于2倍正常值上限）的病毒感染患者能改善氧合，减少机械通气时间、血栓栓塞和死亡风险，但要充分评估出血风险。抗炎药物如激素、羟氯喹、他汀类、IL–6受体拮抗剂，止血调节剂如抗凝血酶、活化蛋白C（APC）、重组血栓调节蛋白（rTM）可能对CAC有一定的治疗作用，但需要更多的证据支持。

问题58：针对肿瘤患者合并病毒感染后纤维蛋白原降低有哪些治疗措施?

在病毒感染的早期，可以观察到纤维蛋白原水平的升高。但在疾病的后期或危重型感染患者，由于消耗性凝血病，纤维蛋白原水平明显下降。在纤维蛋白原降低的患者中应全面评估患者的血栓和出血风险。纤维蛋白原的轻度下降不应该延迟必要的抗凝治疗；针对出血的患者，建议做必要的输血治疗（输注血小板、新鲜冰冻血浆、冷沉淀等），维持纤维蛋白原>1.5 g/L，并且将血小板计数提升到>50×10^9/L，INR比值<1.5。

问题59： 当肿瘤患者合并病毒感染时，抗凝剂量如何选择？

根据不同的目的选择合理的抗凝剂量，并注意既往的用药情况、肾功能和体重，适当调整剂量。血栓或凝血病的预防建议选用预防剂量，静脉血栓栓塞、CAC或DIC的治疗建议选用治疗剂量。荟萃分析表明对中重型病毒感染患者，与预防剂量的抗凝治疗相比，治疗剂量的抗凝治疗不减少短期死亡人数，能减少静脉血栓栓塞，但增加了大出血的发生。研究表明，高龄、高血压、异常的肝肾功能、卒中病史、INR不稳定，增加的抗凝强度和疾病严重程度、铁蛋白水平升高和病毒感染患者发生出血相关。肿瘤患者在围手术期，接受有创的检查、治疗措施等也增加了出血风险。对有高出血风险的患者，应谨慎选择治疗剂量的抗凝治疗，需要密切监测凝血状态，可考虑预防或中间剂量抗凝治疗。目前指南推荐首选肝素类药物抗凝，因为有较多的临床研究证据。常见的抗凝药物及具体剂量参照表7。

表7 抗凝药物的剂量选择

药物	预防剂量 （prophylactic dose）	中间剂量 （intermediate dose）	治疗剂量 （treatment dose）
依诺肝素 （enoxaparin）	每日4 000~6 000 IU； 0.5 mg/kg，一日两次； 30 mg，一日两次； 30~40 mg，每日一次	每日4 000~6 000 IU 或1 mg/kg； 40~60 mg， 每日一次	1 mg/kg，一日两 次，每日15 mg/kg； 100 IU/kg， 一日两次； 40~60 mg，一日 两次
阿哌沙班 （apixaban）	2.5 mg，一日两次， 每日5 mg	—	5 mg，一日两次
普通肝素 （unfractionated heparin）	5 000 IU，一日2~3次， 每日200 IU/kg	每日≥200 IU/kg 7 500 IU，一日3次	首剂 2 000~5 000 IU 或80 IU/kg静脉 注射，继之 18 IU/（kg·h） 持续静脉泵入
利伐沙班 （rivaroxaban）	每日10 mg		10~15 mg，一 日两次，每日 15~20 mg
磺达肝癸钠 （fondaparinux）	2.5 mg，每日一次	—	每日5~10 mg
达肝素 （dalteparin）	每日2 500~5 000 IU	每日>5 000 IU， 但<200 IU/kg	每日≥200 IU/kg
达比加群酯 （dabigatran）	每日220 mg	—	—
贝米肝素 （bemiparin）	每日3 500 IU	每日5 000 IU	—
亭扎肝素 （tinzaparin）	每日2 500~4 500 IU	每日>4 500 IU， 但<175 IU/kg	每日≥175 IU/kg

👨‍⚕️ **问题60**：对于正在使用阿司匹林或氯吡格雷的病毒感染患者，还需要使用抗凝药物吗？

一项回顾性队列研究表明抗血小板加用预防剂量的抗凝治疗能降低病毒感染患者住院期间的死亡率，但未得到高质量多中心随机对照研究的证实。因此，对病毒感染前已经在使用抗血小板药物的患者，建议继续使用抗血小板药物；对高血栓风险和低出血风险的患者，可以考虑抗血小板药物联用抗凝治疗，但抗凝药物剂量要个体化，并密切监测和评估。

👨‍⚕️ **问题61**：对于正在使用利伐沙班或达比加群酯的患者，还需要使用其他抗凝药物吗？

病毒感染前已使用抗凝药物的患者，一般不需要联其他抗凝药物。但应充分考虑抗凝药物与其他治疗药物如抗病毒药物间相互作用、预防或治疗血栓栓塞的目的，进行药物调整。必要时可考虑换用肝素类药物抗凝，因为其对病毒感染患者有更多的临床研究证据支持其疗效和安全性。

👨‍⚕️ **问题62**：肿瘤合并病毒感染患者在抗凝期间发生出血，应该如何处理？

若患者在使用抗凝药物期间发生出血，应首先询问抗凝药物的末次使用时间；明确血清肌酐清除率、血红蛋白水平，完善止血状态相关的实验室检查。根据出血部位、血流动力学是否稳定及失血量评估出血的严重程度。具体的治疗措施包括：

调整抗凝药物的剂量或暂时停用，必要时使用特异性的拮抗剂，见表8。

局部止血治疗：包括机械按压、内镜止血（如胃肠道出血止血）、介入或手术止血。质子泵抑制剂升高胃液pH值有利于胃黏膜的止血。

充分评估血栓风险及出血的严重程度，必要时纠正凝血异常，可考虑输注新鲜冰冻血浆（10~15 mL/kg）、凝血酶原复合物浓缩物（25~50 IU/kg）或冷沉淀（10 IU，预计提升纤维蛋白原水平1 g/L）。

支持治疗：输注红细胞悬液纠正贫血，晶体/胶体液、血管活性药物维持血流动力学的稳定性等。

表8　常用抗凝药物的特点及拮抗剂

药物	作用时间	半衰期	清除途径	拮抗剂	拮抗剂剂量	拮抗剂作用机制
华法林	5~7天	20~60小时	尿（92%），胆道	维生素K	1~10 mg，静脉滴注/口服	肝脏合成凝血因子Ⅱ、Ⅶ、Ⅸ、Ⅹ的辅因子
普通肝素	静脉：2~6小时。皮下：12~24小时	1.5小时	尿	硫酸鱼精蛋白	12.5~50 mg静脉滴注	与肝素结合，中和其抗凝活性
低分子量肝素	24~48小时	4.5~7小时	尿（40%）	硫酸鱼精蛋白	0.5~1 mg，中和1 mg依诺肝素	与低分子量肝素结合，中和其抗凝活性
磺达肝癸钠	36~48小时	17~21小时	尿	—	—	与磺达肝癸钠结合，减少抗Ⅹa因子活性

续表

药物	作用时间	半衰期	清除途径	拮抗剂	拮抗剂剂量	拮抗剂作用机制
口服Xa因子抑制剂（利伐沙班，阿哌沙班，依度沙班）	24~48小时	利伐沙班：青壮年5~9小时，老年人11~13小时。阿哌沙班：12小时。依度沙班：10~14小时	利伐沙班：尿（66%），粪（28%）。阿哌沙班：尿（27%），粪。依度沙班：尿（50%），粪、胆道	Andexanet alfa	静脉负荷率400~800 mg，后4~8 mg/min输注	与Xa因子抑制剂结合，减少或逆转其抗凝作用
口服IIa因子抑制剂（达比加群酯）	24~48小时	12~17小时	尿	依达赛珠单抗（idarucizumab）	静脉5 g，可能需要重复使用	与达比加群酯结合，减少或逆转其抗凝作用

注：①1 mg硫酸鱼精蛋白中和100 IU肝素，但最大剂量50 mg。

②距上次给药时间<8小时，1 mg鱼精蛋白中和1 mg依诺肝素；距上次给药时间8~12小时，0.5 mg鱼精蛋白中和1 mg依诺肝素；距上次给药时间>12小时，无须鱼精蛋白。

③对新型口服抗凝药物，吞服2~6小时可考虑口服或鼻饲活性炭（50~100 g/剂）。

（刘真君）

呼吸支持篇

问题63：肿瘤患者合并病毒感染的呼吸支持包括哪些项目？

肿瘤患者合并病毒感染的呼吸支持手段与非肿瘤患者一样，包括氧气治疗（简称氧疗）、无创通气（NIV）、有创通气和ECMO。

问题64：什么是氧疗？临床如何分类？

氧疗，是指使用高于空气氧体积分数的气体对患者进行治疗，目的在于纠正低氧血症、降低呼吸功和减少心脏做功。

根据氧疗系统提供的气体是否能满足患者吸气的需要，一般将氧疗装置分为高流量系统和低流量系统，前者具有较高的气体流速或够大的储气囊，气体量能够完全满足患者吸气所需，患者无须额外吸入空气，临床以文丘里（Venturi）面罩、密闭面罩加压给氧法和经鼻高流量氧疗（HFNC）为代表；后者提供的气流不能完全满足患者吸气的需要，故而患者需额外吸入部分空气，临床以鼻导管或鼻塞、面罩及气道内供氧等为代表。需要注意的是，高流量与低流量氧疗并不等同于高浓度和低浓度吸氧。

一般来说，采用低流量系统氧疗的患者通常应具备以下指征：①潮气量300~700 mL；②RR低于30次/分；③呼吸规则且稳定。对不符合上述条件的患者，应采用高流量系统氧疗。

问题65：对合并病毒感染的肿瘤患者，氧疗的适应证是什么？何时启动氧疗？

氧疗适用于所有存在组织缺氧和低氧血症的情况，具体包括：①低氧血症；②呼吸窘迫；③低血压或组织血管低灌注状态；④低心排血量和代谢性酸中毒；⑤心跳、呼吸骤停等。我国《新型冠状病毒感染诊疗方案（试行第十版）》推荐对氧合指数低于300 mmHg的重型病例均立即给予氧疗。

对于急性起病并存在组织缺氧和低氧血症高危因素的患者，何时启动氧疗尚无确切定论。但国外有研究报道对部分病种（如急性卒中和心肌梗死），$SpO_2 \geq 90\%$不推荐氧疗。

问题66：氧疗的目标是什么？

不同疾病氧疗目标并不完全一致。国内指南推荐有CO_2潴留风险的患者，SpO_2推荐目标为88% ~ 93%；对于无CO_2潴留风险的患者，SpO_2推荐目标为94% ~ 98%。国外指南推荐所有患者目标SpO_2均不超过96%。

附：CO_2潴留危险因素评估的ESCAPE工具。

E：支气管扩张（bronchiectasia）。

S：脊柱畸形或截瘫（spinal disease）。

C：胸壁疾病（chest disease）。

A：气道阻塞性疾病（airway obstructed diseases），如COPD、哮喘、肺纤维化。

P：瘫痪（paralysis），如神经肌肉接头疾病、药物过量所致。

E：肥胖（elevated body weight）。

问题67：氧疗的动态评估如何实施？

氧疗开始后应当每5 ~ 10分钟评估患者SpO_2变化情况，若SpO_2未能上升至目标范围，应当积极寻找原因并行血气分析检查，全面评估患者情况。若SpO_2上升至目标范围，存在

ESCAPE高危因素，应当在30～60分钟复查血气了解血CO_2水平，若不存在ESCAPE高危因素，且患者临床情况稳定，则无须复查血气。

此外还需通过对循环系统（血压、脉搏和组织灌注状态）和呼吸系统（潮气量、RR和呼吸功）等指标的动态监测和观察综合判断氧疗效果，以适时调整氧疗措施。

问题68：氧疗维持与撤离如何操作？

对于稳定的恢复期患者，SpO_2稳定于目标区间高限一段时间（通常4～8小时）后，可逐渐降低吸入氧浓度。若心率、呼吸频率及SpO_2稳定，可酌情复查动脉血气，逐渐降低吸入氧浓度直至停止氧疗。终止氧疗后，对吸入空气时的SpO_2应当至少监测5分钟。若SpO_2仍处于目标范围内，可随后每1小时评估一次。若停止氧疗后患者出现血氧饱和度下降，则应当寻找低氧的原因，对一过性无症状的低氧，并不需要氧疗；若氧合仍不能维持，应当再次给予重新评估并选择合理的氧疗方法。

我国《新型冠状病毒感染诊疗方案（试行第十版）》指出：接受鼻导管或面罩吸氧的患者，呼吸窘迫和（或）低氧血症短时间（1～2小时）内无改善，应使用HFNC或NIV；而对于使用HFNC或NIV的患者，若2小时后病情无改善，特别是接受俯卧位治疗后，低氧血症仍无改善（$SpO_2 \leq 93\%$），或RR≥35次/分、潮气量过大（>10 mL/kg理想体重）或吸气努力过强，以及乳酸进行性升高或中心静脉血氧饱和度进行性下降、血流动力学不稳定或意识障碍等，多提示HFNC或NIV疗效不佳，应及时进行有创机械通气治疗。

👨‍⚕️ **问题69：低氧患者的氧疗如何实施？**

氧疗的临床实施见图2。

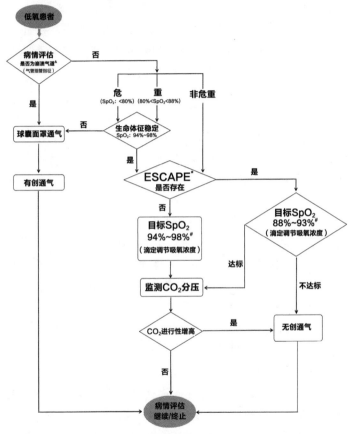

图2　氧疗的临床实施图

注：&崩溃气道是指患者处于深度昏迷、濒临死亡、循环崩溃时，不能保证基本的通气和氧合。*ESCAPE为CO_2潴留危险因素的评估工具，相关内容详见本篇问题66（"氧疗的目标是什么？"）的回答部分。#国外指南推荐所有接受氧疗的患者目标SpO_2均不超过96%。

问题70：氧疗的注意事项有哪些？

氧疗在实施过程中应遵循氧疗处方原则、降阶梯原则和目标导向原则。具体来说，氧疗使用前应开具氧疗处方或医嘱；对于病因未明的严重低氧血症患者，应根据病情选择从高浓度至低浓度逐步滴定吸氧浓度的氧疗方式，并根据不同疾病（并发症）选择合理氧疗方式。

此外，还需注意以下几点。

（1）气道湿化和加温：呼吸道内温度37℃和湿度95%～100%是保证黏液纤毛系统正常清除功能的必要条件，成人呼吸道每日蒸发水量可达500 mL，因此需注意气道合理加温、加湿。

（2）定时更换和清洗消毒管道系统，防止污染和导管堵塞：对导管、湿化加温装置和呼吸机管道系统等应经常检查，定时更换和清洗消毒，以防止交叉感染。吸氧导管应随时注意检查有无分泌物堵塞，并及时更换。

（3）动态评估氧疗效果：通过对循环系统、呼吸系统及动脉血气的动态监测和观察，综合判断氧疗效果、调整氧疗措施。

问题71：什么是经鼻高流量氧疗？其适应证有哪些？

HFNC是指一种通过高流量鼻塞持续为患者提供可以调控并相对恒定吸氧浓度（21%～100%）、温度（31～37 ℃）和湿度的高流量（8～80 L/min）吸入气体的治疗方式。该治疗设备主要包括空氧混合装置、湿化治疗仪、高流量鼻塞及连接呼吸管路（见图3）。

HFNC临床应用的适应证尚无统一的标准。根据已发

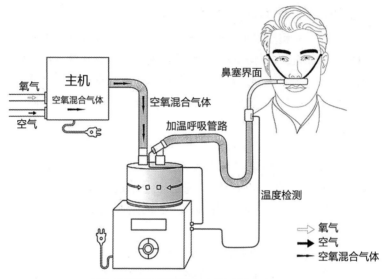

图3 经鼻高流量湿化氧疗仪示意图

表的HFNC临床应用研究证据，目前认为轻中度低氧血症（100 mmHg≤PaO_2/FiO_2<300 mmHg）、没有紧急气管插管指征、生命体征相对稳定的患者是HFNC的适用人群；对轻度通气功能障碍（pH值≥7.3）患者也可以谨慎应用HFNC，但要做好更换为NIV或气管插管有创正压通气的准备。

我国《新型冠状病毒感染诊疗方案（试行第十版）》指出：对PaO_2/FiO_2低于200 mmHg者应给予HFNC或NIV，并建议接受HFNC的患者在无禁忌证的情况下同时实施俯卧位通气，即清醒俯卧位通气（建议每日时长＞12小时）。对于HFNC的初始参数设置，建议气流速40～60 L/min，根据SpO_2设置并滴定FiO_2，同时设置合适的温度。

问题72：HFNC临床应用的禁忌证有哪些？

HFNC临床应用的禁忌证尚无统一的标准。根据已发表的HFNC临床应用研究证据，HFNC的禁忌证可分为相对禁忌证和绝对禁忌证，具体如下。

（1）相对禁忌证：①重度Ⅰ型呼吸衰竭（$PaO_2/FiO_2<100$ mmHg）；②通气功能障碍（pH值<7.3）；③矛盾呼吸；④气道保护能力差，有误吸高危风险；⑤血流动力学不稳定，需要应用血管活性药物；⑥因面部或上呼吸道手术不能佩戴HFNC；⑦鼻腔严重堵塞；⑧HFNC不耐受。

（2）绝对禁忌证：①心跳、呼吸骤停，需紧急气管插管有创机械通气；②自主呼吸微弱、昏迷；③极重度Ⅰ型呼吸衰竭（$PaO_2/FiO_2<60$ mmHg）；④严重通气功能障碍（pH值<7.25）。

问题73：无创通气临床应用的适应证是什么？

NIV是指无须建立人工气道的正压通气，临床中常通过鼻罩/面罩等方法连接患者。NIV的临床应用目前仍缺乏统一标准，这与患者病情轻重、病程进展、意识状况、医护人员经验及设备条件等多种因素有关。目前认为NIV主要适用于轻至中度呼吸衰竭患者（100 mmHg≤$PaO_2/FiO_2<300$ mmHg）的早期救治；也可用于有创—无创通气序贯治疗和辅助撤机。其参考指征如下。

（1）患者状况：①意识清醒；②能自主清除气道分泌物；③呼吸急促（RR>25次/分），辅助呼吸肌参与呼吸运动。

（2）血气指标：海平面呼吸室内空气时，$PaO_2<60$ mmHg，伴或不伴动脉血二氧化碳分压（$PaCO_2$）>45 mmHg。

👨‍⚕️ 问题74：NIV临床应用的禁忌有哪些？

NIV临床应用的禁忌包括绝对禁忌和相对禁忌。

（1）绝对禁忌：①心跳或呼吸停止；②自主呼吸微弱、昏迷；③循环呼吸不稳定；④误吸危险性高，不能清除口咽及上呼吸道分泌物，呼吸道保护能力差；⑤鼻咽腔永久性的解剖学异常；⑥合并其他器官功能衰竭（血流动力学不稳定、不稳定的心律失常，消化道大出血或穿孔，严重脑部疾病等）；⑦颈面部创伤、烧伤及畸形；⑧近期面部、颈部、口腔、咽腔、食管及胃部手术后；⑨上呼吸道梗阻；⑩患者明显不配合。

（2）相对禁忌：①气道分泌物多和（或）排痰障碍；②严重感染；③极度紧张；④严重低氧血症（$PaO_2 < 45$ mmHg）、严重酸中毒（pH值≤7.2）；⑤近期上腹部手术后（尤其是需要严格胃肠减压者）；⑥严重肥胖；⑦上呼吸道机械性阻塞。

需要注意的是，相对禁忌者是否应用NIV需综合考虑患者情况，权衡利弊后再做决策，否则可能增加NIV治疗失败或导致患者损伤的风险。

👨‍⚕️ 问题75：NIV使用的注意事项有哪些？

（1）避免皮肤损伤：与面罩接触的面部皮肤发生过敏、肿胀、破溃甚至坏死是最常见的并发症，在面罩与皮肤接触处涂抹糊膏或垫以敷料对皮肤的损伤可以起到预防的作用。

（2）避免胃膨胀：避免吸气高压超过25 cmH₂O[①]。在NIV治疗过程中需密切监测患者腹部体征的变化；要求患者尽量不要在行NIV过程中讲话；如果患者出现急性胃膨胀症

---

① 1 cmH_2O=0.098 kPa。

状，可给予胃肠减压以减轻症状。

（3）加强湿化：注意患者气道湿化，并且鼓励患者咳痰，以利于气道分泌物的稀释与排出。

（4）避免二氧化碳潴留：鼻面罩使无效腔量增加，有可能造成CO_2重复吸入而致CO_2潴留，在NIV治疗过程中需经常监测动脉血气。

（5）争取患者的配合：NIV的治疗效果往往有赖于患者的配合，否则容易导致治疗失败。

（6）严格掌握指征：对于意识状态差、有误吸危险的患者，尽量避免使用NIV，以防止误吸；此外，饱餐后不要立即给予NIV，并注意避免误吸。

问题76：NIV的治疗时间有无标准？病情好转后NIV如何撤除？

目前认为，NIV的治疗时间没有明确的标准，但与基础疾病的性质和严重程度有关。与有创通气不同，即使是在治疗的急性阶段，NIV也不是强制性或持续性的，患者可以暂时停止NIV治疗而接受其他治疗如雾化吸入、常规给氧或进食。现有的临床研究报道显示，NIV在初始24小时内实施的时间及整个NIV治疗疗程变化很大，应视患者的具体情况而定。

NIV的撤除目前主要依据患者临床症状及病情是否稳定。撤除的方法有：①逐渐降低压力支持水平；②逐渐减少通气时间（先减少白天通气时间，再减少夜间通气时间）；③使用平均容量保证压力支持（AVAPS）模式；④以上方式联合使用。

👨‍⚕️ **问题77：有创通气的适应证是什么？**

有创通气是指需建立人工气道的正压通气。有创通气可改善或维持动脉氧合、支持肺泡通气、维持或增加肺容积、减少呼吸功。其适应证主要包括以下几点。

（1）通气异常：呼吸肌肉功能不全或衰竭、通气驱动降低、气道阻力增加和（或）阻塞等。

（2）氧合异常：①顽固性低氧血症、ARDS；②需要呼气末正压（positive end-expiratory pressure, PEEP）；③呼吸功明显增加。

（3）需要使用镇静剂和（或）肌松剂。

（4）需要降低全身或心肌氧耗。

（5）需要适当过度通气降低颅内压。

（6）需要肺复张，防止肺不张。

我国《新型冠状病毒感染诊疗方案（试行第十版）》指出：在一般情况下，PaO_2/FiO_2 低于 150 mmHg，特别是吸气努力明显增强的患者，应考虑气管插管，实施有创机械通气。需要注意的是，临床上不能单纯把 PaO_2/FiO_2 是否达标作为气管插管和有创机械通气的指征，而应结合患者的临床表现和器官功能情况实时进行评估。

👨‍⚕️ **问题78：有创通气的禁忌证有哪些？**

有创通气没有绝对禁忌，但因可能加重某些特殊疾病患者的病情，被认为存在相对禁忌，主要包括以下几点。

（1）张力性气胸或气胸：此类患者接受机械通气前或同时，应采取胸腔闭式引流。

（2）大咯血或严重误吸引起的窒息性呼吸衰竭：此类患者应首先采取措施，将血块或误吸物清除，再进行正压通气。当然，不能一味地强调清除血块或误吸物而导致患者通气不足和缺氧，在清除误吸物的同时，应保证供氧。

（3）伴肺大疱的呼吸衰竭：此类患者应注意肺大疱的程度、范围及是否有气胸病史，正压通气的压力应尽可能低，在机械通气过程中应密切注意观察患者生命体征和肺部体征，以防发生气胸。一旦发生气胸，应立即进行胸腔闭式引流。

（4）严重心力衰竭：此类患者机械通气需要选择适当的机械通气模式，将机械通气对循环的影响降到最低限度，并密切观察循环的改变，必要时应持续监测血流动力学变化。

问题79：有创通气的注意事项有哪些？

为避免和减少机械通气的并发症，在有创通气过程中，应注意以下几点。

（1）采用小潮气量通气、控制平台压和设定合适PEEP等肺保护性机械通气策略以避免和减少呼吸机相关肺损伤的发生：①初始潮气量6 mL/kg理想体重，若平台压超过30 cmH_2O 或驱动压超过15 cmH_2O，应进一步降低潮气量；②兼顾平台压和（或）驱动压设置PEEP，按照ARDS-net推荐的FiO_2-PEEP对应表法（见表9）设定PEEP时，往往平台压或驱动压过高，可依据最佳氧合法或最佳顺应性法设定PEEP；③对FiO_2高于50%或中重度ARDS患者，可采用肺复张治疗，并根据肺复张的反应性，决定是否反复实施肺复张手法。

（2）减少呼吸机相关性肺炎发生：①尽可能减少有创通气和缩短有创通气时间；②避免不必要的深度镇静乃至尽

早停用镇静药物；③减少上呼吸道和（或）消化道病原菌定植；④无禁忌证患者抬高床头30°～45°；⑤加强呼吸机内外管道的清洁消毒；⑥进行与气道有关的操作时严格遵守无菌技术操作规程；⑦鼓励并协助机械通气患者尽早开展康复锻炼。

（3）避免长时间吸入高浓度氧导致氧中毒。

（4）避免长时间应用控制通气模式，注意加强呼吸肌锻炼和营养支持，以避免呼吸机相关的膈肌功能不全。

国内相关指南还建议：接受机械通气的患者，若无明显禁忌证，建议实施俯卧位通气（每日12小时以上）。

表9　ARDS-net推荐的FiO_2-PEEP对应表

单位：cmH_2O

	FiO_2							
	0.3	0.4	0.5	0.6	0.7	0.8	0.9	1.0
PEEP	5	5～8	8～<10	10	10～<14	14	14～<18	18～24

注：应用PEEP时应从给定FiO_2对应的最小PEEP开始。

👨‍⚕️ **问题80：有创通气的撤机如何进行？**

机械通气的病因好转或去除后应开始进行撤机的筛查试验，具体包括：

（1）导致机械通气的病因好转或祛除。

（2）PaO_2/FiO_2 >150 mmHg［我国《新型冠状病毒感染

重症病例诊疗方案（试行第四版）》推荐 PaO_2/FiO_2 持续大于 200 mmHg]，PEEP $\leqslant$ 8 cmH$_2$O，FiO$_2$ $\leqslant$ 50%，动脉血pH 值 $\geqslant$ 7.25。

COPD患者动脉血pH值 $>$ 7.30，PaO_2 $>$ 50 mmHg，吸入氧浓度 $<$ 35%。

（3）血流动力学稳定，没有心肌缺血动态变化，临床上没有显著的低血压，不需要血管活性药治疗或只需要小剂量血管活性药物如多巴胺或多巴酚丁胺[$<$ 10 μg/（kg · min）]。

（4）意识清楚，且有自主呼吸的能力。

当有创通气的患者满足以上筛查条件，通过两分钟自主呼吸试验、气道通畅程度和气道自洁能力等评估后，在给予积极气道管理的基础上，可以脱机拔管。

问题81：肿瘤患者还有无必要行体外膜肺氧合支持？

ECMO作为一种重要的体外生命支持技术，临床上主要用于心脏和（或）呼吸功能不全的支持，目前已经成为治疗难以控制的严重心力衰竭和呼吸衰竭的关键技术。

尽管有回顾性研究报道癌症患者接受ECMO治疗并不改善总体生存率，但随着技术的进步，近年来ECMO成功救治恶性肿瘤患者的证据也在不断增加。同时，肿瘤治疗技术的进步也使得部分恶性肿瘤患者存活率得到显著提升，从而为ECMO在肿瘤患者中的救治提供了更多机会。ECMO能够为肿瘤患者提供良好的呼吸、循环支持，帮助部分肿瘤疾病可控的患者度过危险期，进而改善预后。国内外相关指南均未将肿瘤列为ECMO治疗的绝对禁忌证，且有指南建议，对患者原发性疾病为类似新冠病毒感染等引起急性肺部改变所致

ARDS，重症及危重症ECMO治疗指征及时机应前移。故对部分疾病可控、预后较好的肿瘤合并新冠病毒感染患者可以考虑给予ECMO支持治疗。

问题82：病毒感染患者体外膜肺氧合的适应证是什么？

我国《新型冠状病毒感染诊疗方案（试行第十版）》指出，在最优的机械通气（$FiO_2 \geqslant 80\%$，潮气量为6 mL/kg理想体重，$PEEP \geqslant 5$ cmH_2O，且无禁忌证），以及保护性通气和俯卧位通气效果不佳且符合以下条件之一的情况下，应尽早考虑评估实施ECMO。

（1）使用机械通气时间<7天。

（2）$PaO_2/FiO_2 < 50$ mmHg超过3小时。

（3）$PaO_2/FiO_2 < 80$ mmHg超过6小时。

（4）动脉血pH值<7.25且$PaCO_2 > 60$ mmHg超过6小时，且RR>35次/分。

（5）RR>35次/分时，动脉血pH值<7.2且平台压>30 cmH_2O。

我国《不同情况下成人体外膜肺氧合临床应用专家共识（2020版）》推荐对原发性疾病为新冠病毒感染及类似疾病等引起的急性肺部改变所致ARDS，重症及危重症ECMO治疗指征及时机应前移，并建议此类患者呼吸支持的首选治疗方式为静脉—静脉方式ECMO（VV-ECMO）。

问题83：体外膜肺氧合使用的禁忌有哪些？

ECMO使用的禁忌包括绝对禁忌和相对禁忌。其目前唯一的绝对禁忌为预期基础疾病无法逆转且没有可行的拔管计划的病症；相对禁忌如下。

（1）合并无法恢复的原发疾病，如严重大脑功能障碍、中枢神经系统严重损伤、恶性肿瘤晚期等。

（2）存在抗凝禁忌。

（3）在较高机械通气设置条件下（FiO_2>90%，平台压>30 cmH_2O），机械通气时间超过7天。

（4）伴有严重多器官功能衰竭。

（5）免疫抑制状态。

（6）存在周围大血管解剖畸形或者血管病变等，无法建立ECMO血管通路。

（7）高龄（死亡风险随年龄增加升高，但并无确切年龄阈值）。

问题84：体外膜肺氧合使用的注意事项有哪些?

ARDS患者的ECMO支持治疗，患者机械通气管理是其重点，同时还应注意容量管理，预防ECMO相关感染，早期进行充分镇痛、镇静及注意其他脏器的功能维护等。其中机械通气管理强调，严重ARDS患者在启动ECMO治疗后，需要更加严格的"保护性通气策略"（潮气量<6 mL/kg理想体重，平台压≤25 cmH_2O，驱动压<15 cmH_2O，PEEP 5~15 cmH_2O，RR 4~10次/分，FiO_2<50%），以进一步减少呼吸机相关肺损伤发生，降低炎症反应，改善预后。

问题85：静脉—静脉方式体外膜肺氧合的撤机标准是什么?

VV-ECMO的撤机标准如下。

（1）肺部原发病、肺功能及影像学等情况改善。

（2）机械通气：在吸入氧浓度<50%、潮气量6～8 mL/kg理想体重情况下，气道峰压<30 cmH$_2$O、气道平台压<25 cmH$_2$O，PEEP≤10 cmH$_2$O，维持氧合满意。

（3）血气分析：CO$_2$清除能力、氧合指数及内环境稳定。

（贺光明）

俯卧位治疗篇

问题86：俯卧位治疗有什么作用？

俯卧位治疗是指通过让患者保持俯卧的姿势，以达到改善患者氧合状况的一种体位治疗方式。俯卧位治疗作为中/重度ARDS进行肺保护性通气策略的一种手段在ICU内被广泛应用。尽管引起ARDS的病因复杂多样，但其基本的病理生理特点主要是大量肺泡塌陷导致肺有效通气容积明显减少、肺顺应性明显降低、通气/血流比失调及肺血管阻力增高，而且其有着明显的体位特点，即大部分塌陷的肺泡均位于背侧重力依赖区。通过让患者俯卧的方式，可以使背侧塌陷的肺泡复张，改善肺重力依赖区的通气/血流比例，还利于肺内分泌物在重力作用下的引流，以及减少心脏及纵隔对背侧肺组织的压迫，最终起到改善氧合的作用。因为俯卧位治疗只是改变患者体位就能取得疗效，所以它还有着明显的经济效益优势。

问题87：什么是经典俯卧位治疗与清醒俯卧位治疗？

经典俯卧位治疗是指让带有气管插管、进行机械通气甚至接受ECMO治疗的中/重度ARDS患者进行俯卧位治疗的一种技术方法。这类患者由于病情危重，常常带有许多人工管路，比如气管插管、胃管、中心静脉导管、导尿管、各种引流管等，一旦出现非计划拔管，可能导致患者病情加重，甚至危及患者生命，所以这类患者在进行俯卧位治疗时常规需要进行深度镇静。

清醒俯卧位治疗是让患者在意识清醒、自主配合的情况下进行俯卧位治疗的一种技术方法。为了优化呼吸支持策略来降低插管率、减少呼吸机的使用，同时为了实现救治关口前移、降低重症发生率与病死率，世界各国的医生针对清醒俯卧位治疗进行了大量临床研究，目前的研究结果显示，对伴有低氧血症需接受鼻导管或氧气面罩吸氧、HFNC、无创正压通气等无创呼吸支持的病毒感染患者，辅以清醒俯卧位治疗，能有效改善氧合、降低插管率。

问题88：俯卧位治疗有哪些适应证？

我国《新型冠状病毒感染诊疗方案（试行第十版）》推荐：具有重症高风险因素、病情进展较快的中型、重型和危重型新冠病毒感染病例，应当给予规范的俯卧位治疗。

清醒俯卧位治疗的适应证：①未吸氧时，患者$SpO_2<94\%$和RR＞22次/分；②需要通过鼻导管、氧气面罩、非重复呼吸面罩、HFNC或无创正压通气进行氧疗。

经典俯卧位治疗的适应证：①中/重度ARDS时，在仰卧位采取肺保护性通气策略进行机械通气治疗后氧合未能改善；②当机械通气时，$PEEP\geqslant5\ cmH_2O$，且氧合指数$\leqslant150\ mmHg$时应积极行俯卧位治疗。

对于合并病毒感染的肿瘤患者，只要具备以上适应证，且没有明显的禁忌证，均可根据其耐受性、安全性和舒适度实施俯卧位治疗，其中经典俯卧位治疗应该在ICU内实施。

问题89：俯卧位治疗有哪些禁忌证？

根据患者病毒感染后的病情轻重和所在病房的实际医疗

资源配置情况，在不同病房实施俯卧位治疗的禁忌证有所不同，普通病房的绝对禁忌证在ICU环境下可能就只是相对禁忌证。

绝对禁忌证：在普通病房和ICU均不宜实施者。主要包括：①存在颈部或纵隔肿瘤压迫气道，有气道梗阻甚至窒息的风险；②心源性肺水肿导致的呼吸衰竭；③身体腹侧体表存在损伤或伤口，影响俯卧位治疗实施；④有颈椎、脊柱不稳定性骨折，需要固定；⑤有青光眼或其他眼压急剧升高的情况；⑥存在颅脑损伤等导致的颅内高压；⑦存在明显的肺栓塞高危风险；⑧急性出血性疾病。

相对禁忌证：在普通病房和ICU内均为相对禁忌者。主要包括：①伴有颜面部创伤、烧伤或骨盆骨折、多发伤伴不稳定性骨折；②有癫痫经常发作等神经系统问题；③存在过度肥胖（体质指数＞40 kg/m^2）；④中晚期妊娠；⑤相关部位存在严重压力性损伤；⑥Ⅱ型呼吸衰竭，除外慢性稳定的代偿期（pH值＞7.36）；⑦有近期腹部创伤或外科术后或重度腹腔内高压；⑧新发的下肢深静脉血栓。

普通病房不宜实施的绝对禁忌证，而在ICU则为相对禁忌证。主要包括以下情况：①存在严重氧合障碍，氧合指数＜100 mmHg或SpO_2/FiO_2＜140；②存在明显呼吸困难，RR＞40 次/分；③SpO_2无法实现准确连续监测；④血流动力学不稳定，需使用血管活性药（在充分容量复苏前提下，仍存在收缩压＜90 mmHg或平均动脉压＜65 mmHg）；⑤意识异常或无法接受指令，不能与护理团队沟通，不能用语言或呼叫器呼叫帮助；⑥自主行动困难或受限，在无他人帮助的情况下，无法自主调整位置以提高舒适度或不能耐受俯卧位姿势。

问题90：什么时候启动俯卧位治疗？

由于肿瘤患者在感染病毒后，病情容易进展为重型或危重型，所以对符合清醒俯卧位治疗适应证的肿瘤合并病毒感染患者，应尽早实施清醒俯卧位治疗，以期尽快改善氧合情况，缓解缺氧状况，减少缺氧对器官造成的损伤，保护器官功能，以避免缺氧可能引起的各种并发症的发生，降低疾病继续发展的风险。

对于已经进展为危重型的患者，由于存在中/重度ARDS，在采取肺保护性通气策略进行机械通气治疗24小时后，如氧合未能改善甚至在恶化，在排除绝对禁忌证后应尽快进行经典俯卧位治疗，因为早期进行俯卧位治疗效果最好，同时也是基于ARDS的病理生理特点，即塌陷的肺泡组织在ARDS开始的急性渗出期最容易复张。

问题91：如何评判俯卧位治疗的效果？

进行俯卧位治疗时需评估其疗效，以决定是否继续俯卧位治疗，评估内容主要包括患者主诉和症状、动脉血气分析、呼吸机参数及监测指标、影像学检查等。目前的临床研究结果显示，俯卧位治疗可以提高大多数ARDS患者（多达70%）的PaO_2，从而可以降低FiO_2，且大多数有效的患者是在俯卧位治疗的头1小时内出现氧合改善。

对于病毒感染患者，可以通过以下标准判断俯卧位治疗是否有效：

清醒俯卧位治疗：①患者自觉呼吸困难缓解；②RR下

降；③吸气用力程度减弱；④氧合指数升高≥20%；⑤在相同呼吸支持条件下PaO_2升高＞10 mmHg或$PaCO_2$下降＞2 mmHg。

经典俯卧位治疗：①氧合指数升高≥20%；②呼吸机设置参数不变情况下PaO_2升高＞10 mmHg或$PaCO_2$下降＞2 mmHg；③呼吸机支持参数如FiO_2、PEEP等下降；④进行机械通气的患者呼吸机监测指标改善（例如当潮气量一定时平台压、气道峰压下降，表明肺顺应性增加）。

问题92：俯卧位治疗每天需要维持多长时间？

我国《新型冠状病毒感染诊疗方案（试行第十版）》建议：规范的俯卧位治疗时间每天不少于12小时。

接受清醒俯卧位治疗的患者，由于需要吃饭、上厕所等原因，无法做到连续俯卧12小时以上。目前的研究显示俯卧位治疗有效的患者大多数在进行俯卧位的头1小时内即出现氧合改善，有些在改回仰卧位后氧合改善仍会持续数小时，而且很多患者在每次重复俯卧位治疗时氧合均会改善。所以对于清醒俯卧位的患者，每次俯卧持续时间应根据患者氧合改善和耐受情况确定，建议一般维持俯卧位2~4小时，接着变换为侧卧或仰卧位1~2小时，再改为俯卧位，重复循环，每天总俯卧时间尽可能大于12小时，以取得更好的治疗效果。

接受经典俯卧位治疗的患者建议每次俯卧时间尽可能维持12小时以上，对于延长治疗时间可获益的患者，若耐受性良好，可考虑延长治疗时间至16小时。

问题93：什么时候停止俯卧位治疗？

停止俯卧位治疗包括两种情况，一是患者病情得以控制，氧合情况明显改善，可考虑不再继续俯卧位治疗；二是俯卧位治疗经评估无效且出现相关并发症，尤其是危及生命的并发症时，需要及时终止俯卧位治疗。

俯卧位治疗撤离指征：经临床充分评估，患者病情得以控制，影像学检查提示肺部病灶呈吸收好转趋势，或者患者氧合情况明显改善，可考虑撤离治疗。①清醒俯卧位：患者呼吸平稳，无须氧疗，SpO_2能维持在94%以上；②经典俯卧位：恢复仰卧位后氧合指数＞150 mmHg且能维持6小时以上。

俯卧位治疗终止指征：①接受清醒俯卧位治疗的患者，通过各种辅助办法均无法耐受俯卧；②进行俯卧位治疗后患者氧合及病情未改善或恶化，治疗2～4小时氧合未改善，甚至氧合指数迅速下降≥20%，$PaCO_2$进行性增高；③患者接受俯卧位治疗无法获益且出现各种相关并发症；④存在心搏骤停、严重的血流动力学不稳定、恶性心律失常、可疑的气管导管移位或脱出等危及生命的情况。

把握好俯卧位治疗停止的时机，对进行经典俯卧位治疗的患者尤为重要，因为进行经典俯卧位治疗的患者常常需要良好的镇痛、镇静治疗，长时间的镇痛、镇静容易引起获得性肌无力，导致后期脱机困难。

问题94：俯卧位治疗有哪些常见并发症？

俯卧位治疗可能导致一些并发症，其中包括一些致命性并发症，进行俯卧位治疗时必须注意预防并发症的发生，一旦发生需要及时处理。

常见的并发症包括：

（1）各种管路意外：重要血管通路、气管导管、引流管等管路的意外脱出或阻塞常常引起严重后果，甚至危及患者生命；每日检查导管留置的必要性，及时撤除不必要的导管；在进行体位翻转前需将所有导管及设备导线预留出足够长度，并且有效固定；一旦不慎出现某个导管的移位或脱出，应立即评估患者是否存在生命危险，及时终止俯卧位并在处理危及患者生命的情况后择期将导管复位或重新置管。

（2）压力性损伤：好发部位为胸部、乳房、生殖器、骨隆突处，如颧骨、下颌、髂嵴、膝部和足趾等，尤其接受经典俯卧位治疗的患者更易发生。对于高风险患者，接受清醒俯卧位治疗的患者可增加间断俯卧位频次，接受经典俯卧位治疗的患者在翻转前需对好发部位进行评估，可使用泡沫敷料支撑，同时使用各种俯卧位床垫、头枕，尽量减少压力性损伤的发生。

（3）气道相关并发症：常见并发症主要有口咽部出血、气道出血、分泌物阻塞气道等，需要及时调整气管导管位置，同时及时清除血液、痰液等，避免阻塞气道，必要时使用止血药物，甚至终止俯卧位治疗。

（4）胃肠道并发症：主要是俯卧时不可避免压迫腹部，导致腹压增高，引起胃肠不耐受，容易出现胃内容物反流，甚至发生误吸，建议行经典俯卧位治疗患者安置空肠营养管进行肠内营养，必要时使用促进胃肠动力药物。

（5）心血管并发症：俯卧位时，因腹压、胸腔内压的改变可影响回心血量，可能导致血流动力学不稳定、心律失常等并发症，严重者可能发生心搏骤停。在进行俯卧位治疗前需充分评估体位改变可能对血流动力学的影响，并做好相应准备，如血管活性药物、心律失常药物等；体位翻转后密切监测患者血流动力学，及时发现异常问题并处理。一旦发生心搏骤停，应立即给予心肺复苏。未建立人工气道者，立即恢复仰卧位并开始心肺复苏；已建立人工气道者，应先进行反向心肺复苏，直至人员充足后再恢复仰卧位，再继续常规心肺复苏。

（6）其他并发症：俯卧位治疗过程中还可能发生视神经和周围神经损伤、面部水肿等并发症，应让肢体处于自然屈曲的功能位，且每2小时调整一次头部和肢体位置，避免神经麻痹或损伤。

问题95：俯卧位治疗有哪些注意事项？

俯卧位治疗是改善通气的有效手段，规范应用俯卧位治疗需要注意以下事项：

（1）严格掌握适应证和禁忌证，进行俯卧位治疗前充分评估、准备。

（2）无论是清醒俯卧位还是经典俯卧位，一旦患者转为俯卧位，应立即检查血压、心率、RR和血氧饱和度等生命体征情况。对于清醒俯卧位患者要加强SpO_2的连续监测，经典俯卧位患者还必须安置心电监护，专人定时巡查记录。

（3）关注患者胃肠道耐受情况，如口咽分泌物量、胃胀、反流等，避免发生误吸。

（4）俯卧位后气道分泌物引流通畅，需特别关注患者痰液引流情况。

（5）监测动脉血气，经典俯卧位治疗2～4小时检测1次动脉血气，可根据病情变化调整检测频次；清醒俯卧位患者至少每日检测 1 次动脉血气，必要时增加频次，以防低氧未改善、通气不足或通气过度等。

（6）为清醒俯卧位患者提供触手可及的呼叫设施（紧急蜂鸣器、呼叫铃或手机等），对于经典俯卧位患者需加强镇痛、镇静管理。

（7）保证患者身上的管路安全，加强观察导管刻度是否与俯卧位前一致，记录管路名称及置管长度，确保通畅，防止出现压迫、扭曲、移位、脱出等情况。

（8）老年患者、妊娠患者、肥胖患者等特殊患者应更严格掌握俯卧位指征，进行俯卧位治疗前要做好相关不良事件的应急准备。

（9）关注患者舒适度和耐受性，尽量延长俯卧位治疗时间。

（董伟）

并发症篇

👤 **问题96**：如何判断肿瘤患者病毒感染后出现了心脏并发症？

病毒可能通过直接损害心肌细胞及心肌传导系统，或间接通过缺氧、高热、肾上腺素过度释放、细胞因子风暴、炎症过度反应等机制对心肌细胞造成损害。合并心血管并发症的病毒感染患者进展为重症或死亡的风险较高，有心血管基础疾病的患者更容易出现心脏受累，且心脏并发症的出现明显增加了该类患者的死亡风险。心脏受累可出现心律失常、急性冠脉综合征、心力衰竭及心肌炎等，临床上主要表现为心悸、胸前区不适、心前区疼痛、乏力、呼吸困难、心累、气紧等症状。急性心肌炎的发病率为2.4‰~4.1‰，好发于年轻人，因其起病隐匿，且部分冠状病毒相关心肌炎不伴有多系统炎症综合征（multisystem inflammatory syndrome），仅表现为乏力、心累等不典型症状，不能及时被发现。因此出现上述症状，需警惕心脏相关并发症的发生。

👤 **问题97**：如何处理肿瘤患者病毒感染后出现的心肌损伤标志物异常？

心肌损伤标志物主要包含肌钙蛋白T（cTnT）、肌钙蛋白I（cTnI）、磷酸肌酸激酶及其同工酶、BNP等。其中，肌钙蛋白特异性最高，对急性心肌梗死的诊断有重要的临床意义。磷酸肌酸激酶的损害除了由心肌损害造成外，骨骼肌损害如肌炎等也可导致，磷酸肌酸激酶同工酶的特异性较磷酸肌酸激酶高，其升高多提示心肌受损。肌红蛋白的升高多提示心肌或骨骼肌的损害，比如急性心肌梗死、横纹肌溶解等。BNP作为心力衰竭标志物，升高常提示心力衰竭。心肌损伤标志物水平升高后，可行心电图、超声心动图等检查进一步了解有无心肌缺血、急性心肌梗死等急症，但肾功能损害时心肌损伤标志物水平也可能会升高，需注意鉴别。动态观察心肌损伤标志物、心电图在心肌损害病程中尤为重要。当怀疑急性心肌梗死时，应尽快进行经皮冠脉介入术（PCI），严重心力衰竭、心源性休克且药物治疗效果差时可考虑予临时机械循环支持。

问题98：肿瘤患者病毒感染后最可能发生哪种肾脏并发症？

急性肾损伤是病毒感染住院患者中常见的并发症。在非ICU住院患者中，急性肾损伤的发病率为30%~46%，在ICU危重患者中的发生率高达70%。合并急性肾损会明显增加重症病毒感染患者的死亡风险。长期随访观察研究显示肾功能的恢复与改善全球肾脏病预后组织（KDIGO）分级相关，分级越差，肾功能恢复越差。

急性肾损伤的发病可能与液体平衡紊乱、细胞因子风暴造成肾小管损伤、血管紧张素Ⅱ途径激活、病毒介导的损伤等机制有关。当患者出现血尿、泡沫尿、少尿、无尿、颜面部或双下肢水肿时，应考虑是否并发急性肾损伤，有慢性肾脏疾病基础的患者更需注意慢性病基础上的急性加重。特别是住院患者在使用抗病毒药物、抗菌药物、抗凝药物等治疗措施时，也需注意药物引起的急性肾损伤。

问题99：如何处理肿瘤患者病毒感染后出现的肾功能损害？

病毒感染并发肾功能损害的处理原则与其他原因导致的肾功能损害相同。首先结合患者既往病史及肾功能情况，寻找肾功能损害的原因。针对病因进行治疗，控制血压、血糖，考虑容量不足适当补液维持肾脏灌注。停用肾损害药物，选择肾毒性小的药物或现有药物根据肌酐清除率减量，必要时行肾脏替代治疗（RRT）。

问题100：选择什么时机对肿瘤患者病毒感染后并发急性肾功能衰竭进行肾脏替代治疗？

目前尚无对肿瘤患者病毒感染后并发急性肾功能衰竭行RRT时机的单独推荐，认为无论是否存在病毒感染，使用RRT的指征都相同，即严重的代谢性酸中毒、高钾血症、无尿或少尿、严重的液体过负荷、严重心力衰竭等。需要注意的是尽量将病毒感染的患者尽量集中在一层楼或一个相对独立区域进行RRT，固定医生与护士专门管理这部分患者，避免交叉感染。目前对重症患者仍然首选连续肾脏替代治疗（CRRT），治疗模式与非病毒感染患者的治疗模式相同。

问题101：肿瘤患者病毒感染后可能发生的神经系统并发症有哪些？

该类患者的神经系统并发症可能由全身性反应包括低氧血症导致的脑病、肾素-血管紧张素系统功能异常、细胞因子过度释放，以及病毒直接侵犯神经系统等原因引起。嗅觉丧失、味觉障碍是病毒感染后最常见的并发症，其发生率在50%~80%，其次为头晕、认知损害、睡眠障碍、头痛等，脑卒中、癫痫等为少见的并发症，目前新冠病毒感染是否能引起格林-巴利综合征存在争议。危重患者可能出现局灶性和多灶性神经病、肌炎及俯卧位治疗后的周围神经损伤，如臂丛神经损伤等。嗅觉丧失和味觉障碍大部分在感染后4~8月逐渐恢复。在病毒感染后可能长期存在的神经系统异常包括乏力、记忆障碍、睡眠障碍、麻木、肌痛等，重型病毒感染者神经系统并发症长期存在的风险更高，持续时间可能更长。

问题102：如何处理肿瘤患者病毒感染后发生的神经系统并发症？

轻型神经系统并发症如嗅觉丧失、味觉障碍无须特殊处理。重症患者合并神经系统并发症时可能出现谵妄、短暂性全面遗忘症、意识模糊。有神经系统并发症者的脑脊液检查和脑电图表现通常为非特异性，头部MRI可没有炎症证据，也可能出现急性缺血性脑卒中、脑炎等改变。病毒所致的神经系统并发症与其他原因导致的神经系统并发症治疗原则一样，主要是针对基础疾病的治疗，适当镇痛、镇静处理谵妄和急性精神错乱状态等。糖皮质激素、免疫球蛋白和其他免疫调节疗法在脑炎中的疗效尚不确切。脑血管疾病如脑卒中、脑出血及神经肌肉疾病如格林-巴利综合征的处理，病毒感染患者与非病毒感染患者相同。神经系统长期并发症的处理目前尚无推荐。

👨‍⚕️ **问题103**：肿瘤患者病毒感染后可能发生的消化系统并发症有哪些？

病毒感染后约有60%的肿瘤患者会有胃肠系统受累的表现，常见的症状有厌食、吞咽困难、腹泻、恶心、呕吐、腹痛等，部分患者仅有腹泻、恶心、呕吐等消化道症状，而没有呼吸道症状。对这部分患者需注意鉴别诊断。在重型病毒感染患者中胃肠道并发症的发生率更高，合并ARDS、机械通气、多器官功能障碍综合征（MODS）及需要管饲的患者中，肠梗阻、肠缺血的发生风险明显升高。住院治疗的患者出现吞咽困难和营养不良，会增加住院时间，降低6个月生存率，需及时进行有效的营养管理。

病毒感染后肝脏受累的临床表现主要为纳差、乏力、黄疸等。生化指标可见胆红素、ALT、AST水平升高等。出现肝损伤的患者进展成为重症患者的风险明显升高，因此要及时干预和处理肝损伤。

👨‍⚕️ **问题104**：如何处理肿瘤患者病毒感染后发生的消化系统并发症？

对于有消化道症状的患者在病毒流行的背景下应行核酸检测和血常规、CRP、大便常规，特别是有炎性肠病的患者。若无白细胞水平升高、中性粒细胞水平升高、CRP水平升高等细菌感染征象，对于腹泻的患者，可予蒙脱石散止血，腹泻严重者可给予洛哌丁胺止泻，同时予口服补液盐补充液体及电解质，预防腹泻引起的脱水和电解质紊乱。若患者恶心、呕吐明显，无法经口饮水、服药，需至医院进行静脉补液，特别是高危人群，在脱水、电解质紊乱后，可能出现血容量不足性休克、严重电解质紊乱而进展成为重症患者。

肝功能损害需判断病因，结合患者既往肝脏病史和用药史，考虑是否为药物引起的肝损伤、激素使用后引起的乙肝病毒的活跃等，予保肝治疗。严重肝损伤常见于有肝脏基础疾病患者及ICU患者，必要时行人工肝治疗。

问题105：选择什么时机对肿瘤合并病毒感染患者并发肝功能衰竭进行人工肝治疗？

关于病毒感染合并肝功能衰竭需行人工肝治疗的时机尚无推荐，治疗指征如下：①各种原因引起的肝衰竭前、早、中期；晚期肝衰竭患者也可进行治疗，但并发症增多，治疗风险大，患者获益可能减少，临床医生应权衡利弊，慎重进行治疗，同时积极寻求肝移植机会。②终末期肝病肝移植术前等待肝源、肝移植术后出现排异反应、移植肝无功能期的患者。③严重胆汁淤积性肝病，各种原因引起的严重高胆红素血症患者。④其他疾病，如合并严重肝损伤的脓毒症或MODS、急性中毒以及难治性重症免疫性疾病、血栓性血小板减少性紫癜、重症肌无力等。目前认为人工肝治疗除了进行肝脏功能替代以外，还能通过清除炎症介质阻断细胞因子风暴，有助于恢复机体免疫稳态，从而防止重症病例进展至危重症阶段，降低短期死亡率。

（李懿）

病例篇

👨‍⚕️ **病例1**：宫颈癌化疗、免疫治疗后合并病毒感染病例

【病史】

患者，女，56岁，主因"宫颈癌术后1年，放化疗后复发，6周期化疗及免疫治疗后22天"于2022-12-02入院。患者宫颈癌术后行4周期全身化疗、25次腹盆部放疗、3次后装放疗，复查影像学提示肿瘤进展后，至本次入院前再次行6周期化疗及免疫治疗，本次入院为行第7周期化疗及免疫治疗。

【诊治经过】

入院后予以卡培他滨口服，并于2022-12-09、2022-12-16给予紫杉醇（白蛋白结合型）0.1 g化疗，2022-12-21予以帕博利珠单抗200 mg免疫治疗。2022-12-21晚患者出现发热，2022-12-22新冠病毒核酸检测阳性，行胸部CT示：双肺多发斑片、条索及类结节影，以右肺为著，并部分肺组织实变。2022-12-23患者仍发热，且出现呼吸困难，不吸氧SpO_2 83%~88%，考虑患者为重型新冠病毒感染，遂转入ICU治疗。

转入ICU时生命体征：心率（HR）108次/分，呼吸（R）26次/分，血压（BP）98/59 mmHg，SpO_2 93%（面罩吸氧，氧流量10 L/min）。查体：嗜睡，呼吸急促，双瞳等大、形圆、直径3 mm、对光反射灵敏；心律窦性，律齐，双肺呼吸音粗，双下肺闻及明显干湿啰音；腹软，叩鼓音，无明显压痛、反跳痛；四肢自主活动，无明显水肿。动脉血气分析示：pH值7.316，PCO_2 34.4 mmHg，PO_2 94.4 mmHg，血清乳酸（Lac）1.1 mmol/L，FiO_2 61.0%，氧合指数154.75 mmHg。血液分析：白细胞（WBC）4.45×10^9/L，中性粒细胞（N）

94.3%，血红蛋白（Hb）73 g/L，红细胞压积（Hct）22.70%，PLT 154×10⁹/L，CRP 161.79 mg/L，血小板压积（PCT）17.07 ng/mL，IL-6 131.94 pg/mL。生化：血清总胆红素（TB）11.4 μmol/L，白蛋白（ALB）29.6 g/L，ALT 51 U/L，AST 42 U/L，尿素氮（BUN）8.01 mmol/L，血清肌酐（Crea）68 μmol/L，K⁺ 3.66 mmol/L，Na⁺ 144.8 mmol/L，Cl⁻ 117.0 mmol/L。心肌标志物：Myo 42.24 ng/mL，cTnI 0.009 ng/mL，BNP 221.8 pg/mL。CD3⁺T细胞数161个/μL，CD3⁺CD4⁺T细胞数37个/μL，CD3⁺CD8⁺T细胞数125个/μL。

治疗上予以气管插管、机械通气，亚胺培南—西司他丁1 g q8h联合伏立康唑200 mg q12h抗感染治疗，同时予以甲泼尼龙40 mg q12h、胸腺肽 α₁调节免疫治疗。2022-12-25痰培养结果提示肺炎克雷伯菌、念珠菌。患者氧合改善，意识恢复清醒。2022-12-27动脉血气分析示：pH值7.458，PCO₂ 35.5 mmHg，PO₂ 186.4 mmHg，FiO₂ 40.0%，氧合指数466 mmHg。2022-12-27胸部CT示双肺多发斑片、条索及类结节影，以右肺为著，并部分肺组织实变，较前进展。2022-12-27出现3次癫痫发作，予以咪达唑仑、丙戊酸钠控制癫痫，并停用亚胺培南-西司他丁，改用美罗培南。2022-12-29动脉血气分析示：pH值7.476，PCO₂ 29.2 mmHg，PO₂ 94.2 mmHg，FiO₂ 40.0%，氧合指数 235.5 mmHg。CRP 10.16 mg/L，PCT 0.37 ng/mL。予以拔除气管插管，甲泼尼龙减量为40 mg qd。2022-12-30新冠病毒核酸检测结果阳性，*ORF1ab*基因CT值18.58，*N*基因CT值20.52，予以奈玛特韦片/利托那韦片抗病毒治疗。2022-12-31再次出现癫痫大发作，改用左乙拉西坦控制癫痫。2022-12-31头胸CT示双肺多发淡薄斑片、条索及类结节影，考虑肺部感染，较前明显减轻；颅脑未见明显异常。2023-01-02停用甲泼尼龙、伏立康唑、美罗培南，改用哌拉西林钠他唑巴坦钠抗感染治疗。2023-01-03转出ICU。2023-01-05复查新冠病毒核酸检测仍阳性，*ORF1ab*基因CT值28.85，*N*基因CT值27.64。

【影像学变化】

具体表现见图4。

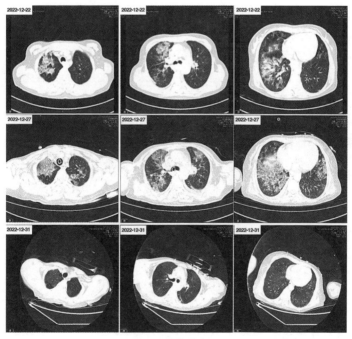

图4　影像学表现

【经验分享】

一是该患者早期肺部影像学以肺部细菌感染表现为主，提示即使患者确诊感染新冠病毒，仍需仔细鉴别肺部炎症是否由其他病原菌导致，不能一概归为新冠病毒肺炎，避免抗感染治疗不及时而导致病情延误。

二是该患者的氧合持续改善，但影像学表现却在加重，提示对于新冠病毒肺炎，可能应该更重视患者临床症状的改善，而不应等影像学表现缓解后再拔除气管插管，这样容易导致延迟拔管。

三是该患者出现发热后第二天即行核酸检测，确诊感染新冠病毒，但因抗病毒药物缺乏而未早期使用抗病毒药物，2022-12-27肺部影像学进展，考虑为新冠病毒感染导致。确诊16天后的核酸CT值仍低于30，提示由于恶性肿瘤患者免疫功能低下，病毒清除能力弱，需要更长的时间才能清除病毒。对于核酸CT值较低的肿瘤患者，即使发病已经超过5天，仍有进行抗病毒治疗的必要。

四是感染新冠病毒后症状多种多样，该患者反复发作癫痫，但头部影像学未发现异常、发作时无明显其他原因，不排除癫痫是由新冠病毒感染导致的中枢神经系统症状的可能。

（董伟）

病例2：肝癌合并病毒感染病例

【病史】

患者，男，53岁，因"左肝低分化癌术后腹腔淋巴结转移术后局部病灶放疗联合靶向及免疫治疗后5月"于2022-12-05入院。患者3年前确诊肝癌，手术切除左半肝，并进行相应肿瘤治疗后定期随访。半年前发现肝内转移灶、腹腔及颈部等多部位淋巴结转移，行淋巴结切除，并予以局部病灶放疗联合靶向及免疫治疗。本次入院前（2022-12-02）行胸部、上中腹增强MRI示：残肝多发结节，部分结节较前增多、增大，考虑转移可能；右内乳动脉旁、纵隔内、腹腔及腹膜后多发增大、稍大淋巴结，考虑转移，部分较前增大；右侧叶间裂及胸膜区结节样影，积血可能，合并肿瘤性病变待排，较前缩小。为进一步抗肿瘤治疗入院。

【诊治经过】

入院后予以对症支持治疗，并行局部病灶姑息性放疗9次，2022-12-15新冠病毒检测阳性后仍行5次放疗。2022-12-20血常规示：WBC 2.57×10^9/L，淋巴细胞（LYMPH）0.17×10^9/L，予以升白细胞治疗。2022-12-22患者出现活动后气紧，行胸部CT示：双肺多发斑片、磨玻璃影，双肺散在条索、实变影，多系感染灶，以间质感染为主，可能为病毒感染。2022-12-23患者气紧明显加重，新冠病毒核酸检测阳性；血气分析示pH值7.47，PCO_2 31.0 mmHg，PO_2 86.0 mmHg，FiO_2 41.0%，氧合指数210 mmHg，考虑为重型新冠病毒感染，遂转入ICU治疗。

转入ICU时生命体征：HR 110次/分，R 30次/分，BP 166/100 mmHg，SpO_2 94%（面罩吸氧，氧流量8 L/min）。查体：端坐位，呼吸急促，活动后加重；双肺呼吸音增粗，双肺散在Velcro's啰音；心律齐，腹软，全腹无明显压痛、反跳痛、肌紧张，双下肢无明显水肿。动脉血气分析示：pH值7.442，PCO_2 28.6 mmHg，PO_2 111.0 mmHg，Lac 3.1 mmol/L，FiO_2 53.0%，氧合指数209 mmHg。血液分析：WBC 11.65×10^9/L，

LYMPH 0.2×10^9/L, HB110 g/L, Hct 34%, PLT 73×10^9/L, CRP 13.56 mg/L；肝、肾功能及电解质无明显异常；PCT 0.11 ng/mL；IL-6 13.71 pg/mL；心肌标志物 Myo 8.54 ng/mL, cTnI<0.006 ng/mL, BNP 403.7 pg/mL；$CD3^+T$细胞150个/μL, $CD3^+CD4^+T$细胞 45个/μL, $CD3^+CD8^+T$细胞121个/μL；D二聚体 0.73 μg/mL。

治疗上予以无创呼吸机呼吸支持，哌拉西林钠他唑巴坦钠 4.5 g q8h抗感染，甲泼尼龙40 mg q12h，人免疫球蛋白15 g qd，胸腺肽 α_1调节免疫，予以奈玛特韦片/利托那韦片抗病毒，辅以抑酸祛痰等治疗；因患者诉近日有咯血，为抗凝禁忌，故暂未予以抗凝治疗。因患者无法耐受俯卧位，嘱患者左右侧卧位，但患者配合度差。2022-12-31新冠病毒核酸检测结果阳性，*ORF1ab*基因CT值29.48，*N*基因CT值31.46，予以阿兹夫定5 mg qd继续抗病毒治疗。经治疗患者自觉呼吸困难缓解，胸片提示肺部炎症好转，但患者氧合呈逐渐恶化趋势（见表10）。

表10 氧合指数变化

单位：mmHg

	日期									
	2022-12-24	2022-12-25	2022-12-26	2022-12-27	2022-12-28	2022-12-29	2022-12-30	2022-12-31	2023-01-01	2023-01-02
氧合指数	225	110	171	246	146	148	133	147	158	154

2023-01-03患者呼吸困难明显加重，休克血压（82/52 mmHg），血气分析示pH值7.456，PCO_2 33.5 mmHg，PO_2 73.0 mmHg，Lac 2.8 mmol/L，FiO_2 100.0%，氧合指数

73 mmHg。予以气管插管、呼吸机机械通气、俯卧位治疗，并行胸部CTPA，示：双肺炎性改变较前明显加重，未见确切肺栓塞。2023-01-03复查新冠病毒核酸检测结果阳性，*ORF1ab*基因CT值24.51，*N*基因CT值26.31，CT值较前继续下降；WBC 14.55×10^9/L，CRP 200.63 mg/L；PCT 0.61 ng/mL；IL-6 947.0 pg/mL；予以托珠单抗400 mg治疗，并调整抗生素为亚胺培南联合磺胺。2023-01-05血液mNGS查见小孢根霉及烟曲霉，痰液mNGS查见烟曲霉，加用卡泊芬净抗真菌治疗。2023-01-06痰培养：烟曲霉复合群。患者病情持续恶化，休克加重，氧合不能维持，于2023-01-07放弃治疗后出院。

【影像学变化】

胸部DR：见图5。胸部CT：见图6。

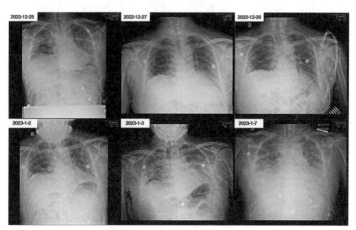

图5 胸部DR

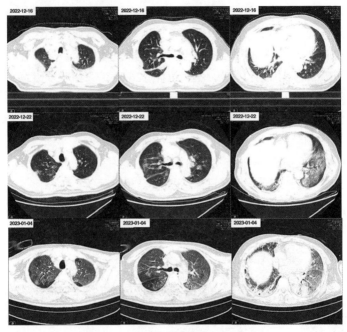

图6 胸部CT

【经验分享】

一是肿瘤患者基础免疫功能低下，感染新冠病毒容易发展为重症/危重症，一旦确诊应及时暂停肿瘤治疗，在有条件的情况下尽早使用抗病毒药物，加速病毒的清除，并要及时进行肺部影像学检查评估病情。

二是对肿瘤患者需慎重使用糖皮质激素，使用前须反复评估患者病情，评估风险及收益；肿瘤患者长期反复住院行肿瘤治疗，携带院内机会致病菌的可能性大，使用激素会进一步抑制患者的免疫功能，容易引起二重感染。该患者病程后期在血液及痰液均查见真菌感染，甚至包括曲霉、根霉等。

三是对具有俯卧位适应证的患者，应尽可能进行俯卧位治疗，必要时可予以适当的镇痛、镇静治疗，以提高患者对俯卧治疗位的耐受性，延长俯卧位治疗的时间，降低插管的概率；该病例中在患者主诉不耐受俯卧位治疗后，医生未积极采取进一步措施促进俯卧位治疗的实施，可能是导致患者病情加重的一个因素。

四是对于使用无创呼吸机进行呼吸支持的患者，评估氧合是否改善时，还是以氧合指数、呼吸机支持参数等客观指标为主，患者的主观感受只能作为辅助观察指标，避免延迟插管。该病例中患者主诉呼吸困难明显改善，但氧合反而有恶化趋势，考虑存在延迟插管，这可能是导致患者不良结局的一个因素。

五是患者感染后的炎性反应是在不停变化的，对各项炎性指标需密切监测，以避免延误进行托珠单抗、巴瑞替尼等相关免疫治疗的时机；该病例仅在患者入ICU当日及在病情明显加重后进行IL-6的监测，间隔时间过长，未能很好地通过监测发现患者炎性反应的变化趋势。

（董伟）

病例3：淋巴瘤化疗及免疫治疗中合并病毒感染病例

【病史】

患者，女，16岁，主因"弥漫性大B细胞淋巴瘤多程化疗后进展，1周期化疗后半月，呼吸困难加重3小时"于2022-11-15入院。患者入院前诊断为纵隔、胸腔巨大占位，明确病理为弥漫性大B细胞淋巴瘤，分别试行多次R-CHOP+MTX方案拆分化疗、PD-1+RB方案等各种化疗+靶向治疗方案，效果欠佳，患者纵隔、肺部压迫症状逐渐加重，合并严重肺部感染，急诊入院抢救治疗。

【诊治经过】

入院时患者一般情况差，呼吸窘迫、强迫端坐位、间断咳血性痰。查体：神清，精神萎靡，自主呼吸急促，右肺呼吸音粗，闻及较多湿啰音；左肺未闻及呼吸音。2022-11-16 CT平扫检查示：纵隔内及邻近左肺巨大肿块影，较大截面范围约10.5 cm×9.5 cm，病灶与主动脉弓及肺动脉干、左锁骨下动脉及颈内动脉走行区、心包分界不清；主气管及食管受压右移；余双肺弥散感染性病变伴部分实变，较前明显增多；双侧颈部、左腋窝及锁骨上窝、纵隔、双侧心膈角区及腹膜后多发稍大及增大淋巴结。

治疗上给予高流量吸氧支持、抗感染、升血小板、止血、调节免疫功能等抢救治疗。患者纵隔及左肺巨大占位压迫胸腔及气道，致严重呼吸困难，予以激素、长春新碱、维布妥昔单抗、利妥昔单抗抢救性抗肿瘤治疗。患者气道持续出血、呼吸困难加重，于2022-11-17行气管插管呼吸机辅助呼吸，同时给予R-CHOP方案联合BV单抗拆分抢救性化疗及靶向治疗。经积极抢救后患者氧合逐渐好转，气道出血停止，2022-11-23复查胸部CT：纵隔内及邻近左肺巨大肿块影，范围较前缩小，较大截面范围约8.0 cm×8.4 cm；余双肺感染性病变伴部分实变，较前明显减轻；心包少量积液，较前减少；左腋窝及锁骨上窝、纵隔、双侧心膈角区、腹腔及腹膜后多发稍大及增大淋巴结，部分较前稍缩小，余较前类似。

患者感染控制佳，肿瘤较前缩小，于2022-11-23拔除气管插管，予以吸氧，加强肺部及肢体康复等治疗，并于2022-12-06行第二程抗肿瘤治疗后，出现化疗后骨髓抑制、白细胞减少，给予升白细胞等治疗后好转。2022-12-20复查胸部CT：纵隔及邻近左肺上叶不规则软组织团块，与邻近实变不张肺组织、纵隔内结构分界不清，较前稍减轻；余双肺炎性改变，右肺上叶前段较前明显；另双肺数个小结节，右肺内数个结节较前新增。同时患者出现剧烈咳嗽，伴咽痛，2022-12-21新冠病毒核酸检测示新冠病毒*ORF1ab*基因阳性，新冠病毒*N*基因阳性，考虑新冠病毒感染，予以加用奈玛特韦片/利托那韦片3片口服，q12h×5天抗病毒治疗。2022-12-27复查新冠病毒核酸：新冠病毒*ORF1ab*基因阴性，新冠病毒*N*基因阴性。于2022-12-28再次加用维布妥昔单抗、多柔比星脂质、达卡巴嗪行第三程抗肿瘤治疗。2022-12-30复查新冠病毒核酸：新冠病毒*ORF1ab*基因阳性，新冠病毒*N*基因阳性，*ORF1ab*基因CT值29.93，*N*基因CT值29.90，因患者临床症状缓解，予密切监测。经过积极抢救、抗感染、抢救性抗肿瘤治疗后，患者生命体征平稳，无明显咳嗽、咳痰，无发热，无呼吸困难，活动耐量明显增加，于2022-01-06转回普通病房继续治疗。但患者复查多次新冠病毒核酸均为阳性，于2023-01-09再次给予奈玛特韦片/利托那韦片3片口服，q12h×5天抗病毒治疗。2023-01-13复查胸部CT：纵隔及邻近左肺上叶不规则软组织团块伴周围肺实变不张及炎性改变，较前基本类似，随诊；余双肺炎性改变及数个小结节，较前变化不明显。2023-01-16新冠病毒核酸检测：新冠病毒*ORF1ab*基因阳性，新冠病毒*N*基因阳性，*ORF1ab*基因CT值34.03，*N*基因CT值33.15，权衡利弊后给予第四程抗肿瘤治疗，过程顺利，患者于2023-01-20好转出院。

【影像学变化】

具体变化见图7。

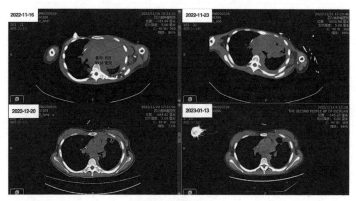

图7 胸部影像学

【经验分享】

该患者初次入院，以气道、肺部及胸腔压迫症状合并严重肺部混合性感染为主，经过早期积极机械辅助通气、强力抗感染，并给予多程抢救性抗肿瘤治疗后，患者肿瘤明显缩小，肺部感染明显好转，左肺复张，呼吸困难及感染症状改善。

病程中出现发热、咽痛、剧烈咳嗽等症状，新冠病毒核酸检测为阳性，当日即给予奈玛特韦片/利托那韦片积极抗病毒治疗，于1周后转阴，再次按计划给予抗肿瘤治疗，治疗期间复阳，但患者临床症状改善，遂给予增强免疫力等对症处理。因患者病毒核酸CT值较低，遂再次给予奈玛特韦片/利托那韦片抗病毒治疗，同时继续给予抗肿瘤治疗。

患者为恶性肿瘤、肺部重症感染合并新冠病毒感染者，病情危重，重症医学科在积极强力抗感染、抗病毒的同时，行多程抢救性化疗，提示对于病情复杂、严重的肿瘤患者，重症医学科并未放弃治疗，在与淋巴瘤病区、营养科等多科联合讨论、积极合作下，发挥各科优势，给予抢救性治疗，挽救了患者生命。

患者复阳后2周，新冠病毒核酸检测仍提示CT值较低，考虑患者处于恶性肿瘤化疗及靶向治疗中，免疫力低下、病毒清除能力弱，需要更长时间清除病毒，遂给予第2次抗病毒治疗，效果尚可。提示对于核酸CT值较低的患者，即使合并重症感染且为抗肿瘤治疗中，仍需积极抗病毒治疗，对于经过一个疗程抗病毒治疗后CT值仍持续低的患者，在权衡利弊后，可试行第二疗程抗病毒治疗。在抢救患者生命的前提下，抗肿瘤治疗、抗病毒治疗并无绝对禁忌证。

（薛海仪、董伟）

病例4：食管癌术后合并病毒感染病例

【病史】

患者，男，71岁，主因"吞咽困难15[+]年"入我院胸外科。入院诊断：食管鳞癌放疗后，双肺结节。完善相关检查于2023-01-11在全麻下行"胸腹腔镜下三切口食管癌根治术、胸膜粘连烙断术、喉返神经探查术+右肺上叶楔形切除术"。术后次日转回病房，出现高热、呼吸困难再次转入重症医学科治疗。入院1月前患者新冠病毒核酸检测阳性，未经特殊治疗后转阴。

【诊治经过】

患者入院前查新冠病毒核酸检测为阴性，完善相关检查，于2023-01-11行胸腹腔镜下三切口食管癌根治术、胸膜粘连烙断术、喉返神经探查术+右肺上叶楔形切除术等，术后次日出现高热（39.7℃）、呼吸困难。心电监护示：HR 113次/分，R 23次/分，BP 158/68 mmHg，SpO_2 97%（面罩吸氧，8 L/min）。查体：神清，精神萎靡，自主呼吸急促，双肺呼吸音粗，双肺闻及较多干湿啰音。血气分析示：pH值7.456，PCO_2 35.9 mmHg，PO_2 118.4 mmHg，Lac 2.8 mmol/L，FiO_2 53%。2023-01-12胸部CT平扫（图8）：食管术后，吻合口壁及邻近食管壁稍厚，吻合口及其下方右侧壁菲薄，需警惕吻合口瘘形成；右侧胸腔积气、积液，左侧胸腔少量积液，伴双肺下叶压迫性不张，双侧胸膜不均增厚，均考虑术后改变可能；右肺术后，术区软组织稍厚并少许肺实变影；双肺少许炎性斑片、条索，较前增多。2023-01-12新冠病毒核酸检测：新冠病毒*ORF1ab*基因阳性，新冠病毒*N*基因阳性，*ORF1ab*基因CT值28.45，*N*基因CT值27.37。

　　治疗上给予头孢哌酮/舒巴坦抗感染治疗，辅以抑酸护胃、化痰、营养支持、胸腺肽调节免疫等治疗，患者新冠病毒核酸检测CT值低，载量高，且有恶性肿瘤、免疫力低下，给予奈玛特韦片/利托那韦片3片管喂q12h×5天抗病毒治疗。患者氧合逐渐改善，2023-01-15复查，新冠病毒核酸检测为阴性。2023-01-18胸部CT平扫示：食管术后，吻合口壁及邻近食管壁稍厚，吻合口及其下方右侧壁菲薄，较前类似。双侧胸腔及心包微少量积液，较前减少；伴右肺下叶实变不张，双侧胸膜不均增厚，较前明显减轻；右肺术后，术区软组织稍厚并少许肺实变影，较前稍减轻；余双肺散在炎性改变，较前减轻。患者肺部感染情况好转，未再发热，顺利出院。

　　【影像学变化】

　　具体变化见图8。

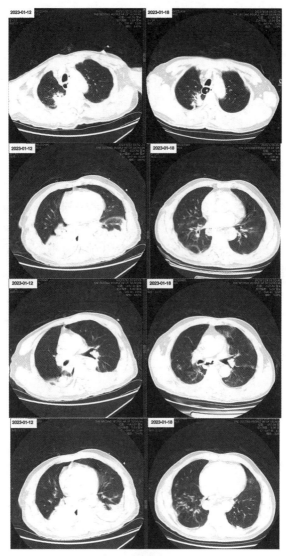

图8 影像学变化

【经验分享】

患者为恶性肿瘤术后1日，出现高热、呼吸困难，新冠病毒核酸检测为阳性。追问病史，患者1月前曾出现发热，查新冠病毒核酸为阳性，未经特殊治疗已转阴。此次入院前核酸检测亦为阴性。此次术后复阳，不排除为初次感染病毒后尚未痊愈，体内病毒仍处于低载量复制期。经过手术打击后，患者免疫力低下，术后出现"复阳"情况，病毒载量较前上升。抗病毒治疗最后1日复查新冠病毒核酸已转阴。提示患者感染新冠病毒后，即使新冠病毒核酸已转阴，围手术期准备时仍需勤筛查新冠病毒核酸，必要时行新冠病毒抗体检测，术前评估仍需慎重。对于术后复阳情况，仍可积极早期给予抗病毒治疗。对于无法口服奈玛特韦片/利托那韦片的患者，药片于水中自然崩解后，可给予管饲。

（薛海仪、董伟）

[1]国家卫生健康委办公厅, 国家中医药局综合司. 新型冠状病毒感染诊疗方案(试行第十版)[EB/OL].(2023-01-06).http://www.gov.cn/zhengce/zhengceku/2023-01/06/5735343/files/5844ce04246b431dbd322d8ba10afb48. pdf.

[2]DRAIN P K. Rapid Diagnostic Testing for SARS-CoV-2[J]. N Engl J Med, 2022, 386(3): 264-272.

[3]宁雅婷, 侯欣, 陆旻雅, 等. 新型冠状病毒血清特异性抗体检测技术应用探讨[J]. 协和医学杂志, 2020, 11(6): 649-653.

[4]FAUST J S, DU C, LIANG C, et al. Excess Mortality in Massachusetts During the Delta and Omicron Waves of COVID-19[J]. JAMA, 2022, 328(1): 74-76.

[5]LONG B, CARIUS B M, CHAVEZ S, et al. Clinical update on COVID-19 for the emergency clinician: presentation and evaluation[J]. Am J Emerg Med, 2022, 54: 46-57.

[6]MANGALMURTI N, HUNTER C A. Cytokine Storms: Understanding COVID-19[J]. Immunity, 2020, 53(1): 19-25.

[7]HENRY B M, DE OLIVEIRA M, BENOIT S, et al. Hematologic, biochemical and immune biomarker abnormalities associated with severe illness and mortality in coronavirus disease 2019 (COVID-19): a meta-analysis[J]. Clin

Chem Lab Med, 2020, 58(7): 1021-1028.

[8]ESCADAFAL C, INCARDONA S, FERNANDEZ-CARBALLO B L, et al. The good and the bad: using C reactive protein to distinguish bacterial from non-bacterial infection among febrile patients in low-resource settings[J]. BMJ Glob Health, 2020, 5(5): 1-10.

[9]RUAN Q, YANG K, WANG W, et al. Clinical predictors of mortality due to COVID-19 based on an analysis of data of 150 patients from Wuhan, China[J]. Intensive Care Med, 2020, 46(5): 846-848.

[10]WANG L, HE W, YU X, et al. Coronavirus disease 2019 in elderly patients: Characteristics and prognostic factors based on 4-week follow-up[J]. J Infect, 2020, 80(6): 639-645.

[11]YANG X, YU Y, XU J, et al. Clinical course and outcomes of critically ill patients with SARS-CoV-2 pneumonia in Wuhan, China: a single-centered, retrospective, observational study[J]. Lancet Respir Med, 2020, 8(5): 475-481.

[12]XU B, FAN C Y, WANG A L, et al. Suppressed T cell-mediated immunity in patients with COVID-19: a clinical retrospective study in Wuhan, China[J]. J Infect, 2020, (81): e51-e60.

[13]XIA X Y, WU J, LIU H L, et al. Epidemiological and initial clinical characteristics of patients with family aggregation of COVID-19[J]. J Clin Virol, 2020, 127: 1-6.

[14]LONG L, ZENG X, ZHANG X, et al. Short-term outcomes of COVID-19 and risk factors for progression[J]. Eur Respir J,

2020, 55(5): 1-3.

[15]CONNORS J M, LEVY J H. COVID-19 and its implications for thrombosis and anticoagulation[J]. Blood, 2020, 135(23): 2033-2040.

[16]SHI S, QIN M, CAI Y, et al. Characteristics and clinical significance of myocardial injury in patients with severe coronavirus disease 2019[J]. Eur Heart J, 2020, 41(22): 2070-2079.

[17]JAROSZEWICZ J, KOWALSKA J, PAWŁOWSKA M, et al. Remdesivir Decreases Mortality in COVID-19 Patients with Active Malignancy[J]. Cancers (Basel), 2022, 14(19): 4720.

[18]JAFARI A, DADKHAHFAR S, PERSEH S. Considerations for interactions of drugs used for the treatment of COVID-19 with anti-cancer treatments[J]. Crit Rev Oncol Hematol, 2020, 151: 1-5.

[19]MALSY J, VELETZKY L, HEIDE J, et al. Sustained Response After Remdesivir and Convalescent Plasma Therapy in a B-Cell-Depleted Patient With Protracted Coronavirus Disease 2019 (COVID-19)[J]. Clin Infect Dis, 2021, 73(11): e4020-e4024.

[20]奈玛特韦片／利托那韦片组合包装说明书(国药准字 HJ20220006, 核准日期: 2022年02月11日)[EB/OL]. https://labeling.pfizer.com/ShowLabeling.aspx?id=16825.

[21]中华医学会呼吸病学分会, 中国医师协会呼吸医师分会危重症医学专家组. 奥密克戎变异株所致重症新型冠状病毒感染临床救治专家推荐意见[J]. 中华结核和呼吸杂志,

2023, 46(2): 101-110.

[22]WU Y J, HUANG X X, SUN J X, et al. Clincal characteristics and immune injury mechanisms in 71 patients with COVID-19[J]. mSphere, 2020, 5(4): 1-11.

[23]CONTI P, RONCONI G, CARAFFA A, et al. Induction of pro-inflammatory cytokines(IL-1 and IL-6)and lung inflammation by Coronavirus-19 (COVI-19 or SARS-CoV-2) : anti-inflammatory strategies[J]. J Biol Regul Homeost Agents, 2020, 34(2) : 327-331.

[24]邓小博, 马欢欢, 俞荣, 等. 新冠病毒感染后细胞免疫研究进展[J]. 中华医院感染学杂志, 2022, 32(10): 1590-1595.

[25]DUNNE C, LANG E. In adults hospitalized with COVID-19, the quick COVID-19 Severity Index predicted 24-h respiratory decompensation[J]. Ann Intern Med, 2021, 174(2): JC23.

[26]托珠单抗药物使用说明书[Z].

[27]COLATRIANO J. FDA Approves Lilly and Incyte ' s Olumiant For Hospitalized COVID-19 Patients[EB/OL]. (2002-05-11)[2022-08-08]. https: //www. biospace. com/ article/fda-approves commercial-use-of-eli-lily-incyte-s-covid-treatment.

[28]王涛, 林秋海, 谢云, 等. 胸腺肽 α_1 用于新型冠状病毒肺炎的辅助治疗[J]. 中华危重病急救医学, 2022, 34(5): 497-501.

[29]中国研究型医院学会休克与脓毒症专业委员会, 中国人民解放军重症医学专业委员会, 重症免疫研究协作组,等. 脓毒症免疫抑制诊治专家共识[J]. 中华危重病急救医学,

2020, 32(11): 1281-1289.

[30]司马芳. 大剂量丙种球蛋白冲击疗法对成人急性重症病毒性肺炎患者治疗效果分析[J]. 药品评价, 2019, 16(5): 34-36, 43.

[31]庞增, 陈勇军, 庄银安, 等. 探讨大剂量丙种球蛋白冲击疗法对重型新型冠状病毒肺炎的早期干预的临床疗效研究[J]. 世界最新医学信息文摘, 2021, 21(83): 135-136.

[32]LIU J, CHEN Y, LI R, et al. Intravenous immunoglobulin treatment for patients with severe COVID-19: a retrospective multicentre study[J]. Clin Microbiol Infect, 2021, 27(10): 1488-1493.

[33]张玉, 陈孝, 张毕奎, 等. 新型冠状病毒肺炎临床合理用药专家共识[J]. 中国医院药学杂志, 2020, 40(6): 593-605.

[34]北京协和医院呼吸与危重症医学科. 新冠肺炎诊疗参考方案[S]. 北京: 北京协和医院呼吸与危重症医学科, 2022.

[35]杨帆. 新冠病毒感染患者使用抗菌药物的原则[N]. 医师报, 2023-01-08.

[36]河北医科大学第一医院临床药学部. 新冠病毒感染患者抗菌药物的合理应用（附图）[EB/OL]. (2023-01-12). https://mp.weixin.qq.com/s?__biz=MzA5Nzc0OTg3OQ==&mid= 2650949292&idx=1&sn=f05ebdfa24d3844ac4dc3426de0829a9&chksm=8b6af8b4bc1d71a2d512ab71be5e7a7efd5575dd44ee7b71a3c0d49a7c3321ca195e2cdd7e71&scene=27.

[37]WU H Y, CHANG P H, HUANG Y S, et al. Recommendations and guidelines for the diagnosis and management of Coronavirus Disease-19 (COVID-19) associated bacterial and fungal infections in Taiwan[J]. J Microbiol Immunol Infect,

2022, 2022: 1-29.

[38]NCCN Clinical Practice Guidelines in Oncology (NCCN Guidelines®) Prevention and Treatment of Cancer-Related Infections Version 3. 2022[S/OL]. (2022-10-28). https://www.nccn.org/guidelines/nccn-guidelines.

[39]KLOK F A, KRUIP M, VAN DER MEER N J M, et al. Incidence of thrombotic complications in critically ill ICU patients with COVID-19[J]. Thromb Res, 2020, 191: 145-147.

[40]LEE L H, DANCHAIVIJITR P, UAPRASERT N, et al. Safe and effective treatment of venous Thromboembolism associated with Cancer: focus on direct Oral Anticoagulants in Asian patients[J]. Exp Hematol Oncol, 2022, 11(1): 1-12.

[41]MARTINEZ C, COHEN A T, BAMBER L, et al. Epidemiology of first and recurrent venous thromboembolism: a population-based cohort study in patients without active cancer[J]. Thromb Haemost, 2014, 112(2): 255-263.

[42]NAVI B B, REINER A S, KAMEL H, et al. Risk of Arterial Thromboembolism in Patients With Cancer[J]. J Am Coll Cardiol, 2017, 70(8): 926-938.

[43]STEFANILE A, CELLERINO M, KOUDRIAVTSEVA T. Elevated risk of thrombotic manifestations of SARS-CoV-2 infection in cancer patients: A literature review[J]. EXCLI J, 2022, 21: 906-920.

[44]LOBBES H, MAINBOURG S, MAI V, et al. Risk Factors for Venous Thromboembolism in Severe COVID-19: A Study-Level Meta-Analysis of 21 Studies[J]. Int J Environ Res

Public Health, 2021, 18(24): 1-17.

[45]DIMAKAKOS E, GOMATOU G, CATALANO M, et al. Thromboembolic Disease in Patients With Cancer and COVID-19: Risk Factors, Prevention and Practical Thromboprophylaxis Recommendations-State-of-the-Art[J]. Anticancer Res, 2022, 42(7): 3261-3274.

[46]TSAPLIN S, SCHASTLIVTSEV I, ZHURAVLEV S, et al. The original and modified Caprini score equally predicts venous thromboembolism in COVID-19 patients[J]. J Vasc Surg Venous Lymphat Disord, 2021, 9(6): 1371-1381.

[47]STREIFF M B, ABUTALIB S A, FARGE D, et al. Update on Guidelines for the Management of Cancer-Associated Thrombosis[J]. Oncologist, 2021, 26(1): e24-e40.

[48]FARGE D, FRERE C, CONNORS J M, et al. 2022 international clinical practice guidelines for the treatment and prophylaxis of venous thromboembolism in patients with cancer, including patients with COVID-19[J]. Lancet Oncol, 2022, 23(7): e334-e347.

[49]RENTSCH C T, BECKMAN J A, TOMLINSON L, et al. Early initiation of prophylactic anticoagulation for prevention of coronavirus disease 2019 mortality in patients admitted to hospital in the United States: cohort study[J]. BMJ, 2021, 372: 1-13.

[50]BERGER J S, KORNBLITH L Z, GONG M N, et al. Effect of P2Y12 Inhibitors on Survival Free of Organ Support Among Non-Critically Ill Hospitalized Patients With COVID-19: A

Randomized Clinical Trial[J]. JAMA, 2022, 327(3): 227-236.

[51]BRADBURY C A, LAWLER P R, STANWORTH S J, et al. Effect of Antiplatelet Therapy on Survival and Organ Support-Free Days in Critically Ill Patients With COVID-19: A Randomized Clinical Trial[J]. JAMA, 2022, 327(13): 1247-1259.

[52]RECOVERY Collaborative Group. Aspirin in patients admitted to hospital with COVID-19 (RECOVERY): a randomised, controlled, open-label, platform trial[J]. Lancet, 2022, 399(10320): 143-151.

[53]HENRY B M, VIKSE J. Clinical Characteristics of Covid-19 in China[J]. N Engl J Med, 2020, 382(19): 1860-1861.

[54]BHATTACHARJEE S, BANERJEE M. Immune Thrombocytopenia Secondary to COVID-19: a Systematic Review[J]. SN Compr Clin Med, 2020, 2(11): 2048-2058.

[55]KAIAFA G, SAVOPOULOS C, KARLAFTI E, et al. Coagulation Profile of COVID-19 Patients[J]. Life (Basel), 2022, 12(10): 1-22.

[56]SPYROPOULOS A C, GOLDIN M, GIANNIS D, et al. Efficacy and Safety of Therapeutic-Dose Heparin vs Standard Prophylactic or Intermediate-Dose Heparins for Thromboprophylaxis in High-risk Hospitalized Patients With COVID-19: The HEP-COVID Randomized Clinical Trial[J]. JAMA Intern Med, 2021, 181(12): 1612-1620.

[57]SHOLZBERG M, TANG G H, RAHHAL H, et al. Effectiveness of therapeutic heparin versus prophylactic heparin on death,

mechanical ventilation, or intensive care unit admission in moderately ill patients with covid-19 admitted to hospital: RAPID randomised clinical trial[J]. BMJ, 2021, 375: 1-11.

[58]THACHIL J, TANG N, GANDO S, et al. ISTH interim guidance on recognition and management of coagulopathy in COVID-19[J]. J Thromb Haemost, 2020, 18(5): 1023-1026.

[59]ELJILANY I, ELZOUKI A N. D-Dimer, Fibrinogen, and IL-6 in COVID-19 Patients with Suspected Venous Thromboembolism: A Narrative Review[J]. Vasc Health Risk Manag, 2020, 16: 455-462.

[60]YASUDA H, MAYUMI T, OKANO H. Efficacy of different anticoagulant doses for patients with COVID-19: a systematic review and network meta-analysis[J]. Infection, 2022, 50(6): 1453-1463.

[61]ABOWALI H, PACIFICO A, ERDINC B, et al. Assessment of Bleeding Risk in Hospitalized COVID-19 Patients: A Tertiary Hospital Experience during the Pandemic in a Predominant Minority Population-Bleeding Risk Factors in COVID-19 Patients[J]. J Clin Med, 2022, 11(10): 1-10.

[62]DEMELO-RODRIGUEZ P, FARFÁN-SEDANO A I, PEDRAJAS J M, et al. Bleeding risk in hospitalized patients with COVID-19 receiving intermediate- or therapeutic doses of thromboprophylaxis[J]. J Thromb Haemost, 2021, 19(8): 1981-1989.

[63]SANTORO F, NÚÑEZ-GIL I J, VITALE E, et al. Aspirin Therapy on Prophylactic Anticoagulation for Patients

Hospitalized With COVID-19: A Propensity Score-Matched Cohort Analysis of the HOPE-COVID-19 Registry[J]. J Am Heart Assoc, 2022, 11(13): 1-10.

[64]BOHULA E A, BERG D D, LOPES M S, et al. Anticoagulation and Antiplatelet Therapy for Prevention of Venous and Arterial Thrombotic Events in Critically Ill Patients With COVID-19: COVID-PACT[J]. Circulation, 2022, 146(18): 1344-1356.

[65]DHAKAL P, RAYAMAJHI S, VERMA V, et al. Reversal of Anticoagulation and Management of Bleeding in Patients on Anticoagulants[J]. Clin Appl Thromb Hemost, 2017, 23(5): 410-415.

[66]管向东, 陈德昌, 严静. 中国重症医学专科资质培训教材 [M]. 3版. 北京: 人民卫生出版社, 2019.

[67]SIEMIENIUK R A C, CHU D K, KIM L H Y, et al. Oxygen therapy for acutely ill medical patients: a clinical practice guideline[J]. BMJ, 2018, 363: 1-10.

[68]国家卫生健康委办公厅, 国家中医药管理局办公室. 关于 印发新型冠状病毒肺炎重症患者呼吸支持治疗和体外膜 肺氧合临床应用指导方案(试行)的通知[EB/OL]. (2020- 07-16). http: //www. gov. cn/zhengce/zhengceku/2020-07/23/ content_5529365. htm.

[69]急诊氧气治疗专家共识组. 急诊氧气治疗专家共识[J]. 中 华急诊医学杂志, 2018, 27(4): 355-360.

[70]中华医学会呼吸病学分会呼吸危重症医学学组, 中国医师 协会呼吸医师分会危重症医学工作委员会. 成人经鼻高流

量湿化氧疗临床规范应用专家共识[J]. 中华结核和呼吸杂志, 2019, 42(2): 83-91.

[71]中国医师协会急诊医师分会, 中国医疗保健国际交流促进会急诊急救分会, 国家卫生健康委能力建设与继续教育中心急诊学专家委员会. 无创正压通气急诊临床实践专家共识(2018)[J]. 中华急诊医学杂志, 2019, 28(1): 14-24.

[72]中华医学会呼吸病学分会感染学组. 中国成人医院获得性肺炎与呼吸机相关性肺炎诊断和治疗指南(2018年版)[J]. 中华结核和呼吸杂志, 2018, 41(4): 255-280.

[73]国家卫生健康委办公厅, 国家中医药局综合司. 新型冠状病毒感染重症病例诊疗方案(试行第四版)[EB/OL]. (2023-01-13). http://www.nhc.gov.cn/ylyjs/pqt/202301/ad34a9b598 654b90a5c8c99440cce21b/files/754297ec20cd40eebb7fe1882 8d8ed31.pdf.

[74]中国心胸血管麻醉学会, 中华医学会麻醉学分会, 中国医师协会麻醉学医师分会, 等. 不同情况下成人体外膜肺氧合临床应用专家共识(2020版)[J]. 中国循环杂志, 2020, 35(11): 1052-1063.

[75]KOCHANEK M, KOCHANEK J, BÖLL B, et al. Veno-venous extracorporeal membrane oxygenation (vv-ECMO) for severe respiratory failure in adult cancer patients: a retrospective multicenter analysis[J]. Intensive Care Med, 2022, 48(3): 332-342.

[76]QIU Y, CHEN Q, WU W, et al. Extracorporeal membrane oxygenation (ECMO)-assisted intratracheal tumor resection and carina reconstruction: A safer and more effective

technique for resection and reconstruction[J]. Thoracic Cancer, 2019, 10(5): 1297-1302.

[77]HANG D, TAWIL J N, FIERRO M A. Venovenous Extracorporeal Membrane Oxygenation for Rigid Bronchoscopy and Carinal Tumor Resection in Decompensating Patients[J]. Anesthesiology, 2020, 132(1): 1.

[78]SUZUKI Y, CASS S, LENTZ CARVALHO J, et al. Extracorporeal Membrane Oxygenation for Patients With Thoracic Neoplasms: An Extracorporeal Life Support Organization (ELSO) Registry Analysis[J]. Ann Thorac Surg, 2022, 114(5): 1816-1822.

[79]SIEGEL R L, MILLER K D, FUCHS H E, et al. Cancer statistics, 2022[J]. CA Cancer J Clin, 2022, 72(1): 7-33.

[80]TONNA J E, ABRAMS D, BRODIE D, et al. Management of Adult Patients Supported with Venovenous Extracorporeal Membrane Oxygenation (VV ECMO): Guideline from the Extracorporeal Life Support Organization (ELSO)[J]. ASAIO J, 2021, 67(6): 601-610.

[81]LI J, LUO J, PAVLOV I, et al. Awake prone positioning for non-intubated patients with COVID-19-related acute hypoxaemic respiratory failure: a systematic review and meta-analysis[J]. Lancet Respir Med, 2022, 10 (6): 573-583.

[82]上海市新型冠状病毒肺炎临床救治专家组. 新型冠状病毒肺炎患者俯卧位治疗上海专家建议[J]. 中华传染病杂志, 2022, 40(9): 513-521.

[83]STILMA W, ÅKERMAN E, ARTIGAS A, et al. Awake Proning as an Adjunctive Therapy for Refractory Hypoxemia in Non-Intubated Patients with COVID-19 Acute Respiratory Failure: Guidance from an International Group of Healthcare Workers[J]. Am J Trop Med Hyg, 2021, 104 (5): 1676-1686.

[84]中华医学会重症医学分会重症呼吸学组. 急性呼吸窘迫综合征患者俯卧位通气治疗规范化流程[J]. 中华内科杂志, 2020, 59(10): 781-787.

[85]GUÉRIN C, REIGNIER J, RICHARD J C, et al. Prone positioning in severe acute respiratory distress syndrome[J]. N Engl J Med, 2013, 368(23): 2159-2168.

[86]URBAN S, FUŁEK M, BŁAZIAK M, et al. COVID-19 Related Myocarditis in Adults: A Systematic Review of Case Reports[J]. J Clin Med, 2022, 11(19): 1-27.

[87]AMMIRATI E, LUPI L, PALAZZINI M, et al. Prevalence, Characteristics, and Outcomes of COVID-19-Associated Acute Myocarditis[J]. Circulation, 2022, 145(15): 1123-1139.

[88]BARHOUM P, PINETON DE CHAMBRUN M, DORGHAM K, et al. Phenotypic Heterogeneity of Fulminant COVID-19-Related Myocarditis in Adults[J]. J Am Coll Cardiol, 2022, 80(4): 299-312.

[89]CHAN L, CHAUDHARY K, SAHA A, et al. AKI in Hospitalized Patients with COVID-19[J]. J Am Soc Nephrol, 2021, 32(1): 151-160.

[90]FABRIZI F, ALFIERI CM, MOLINARI P, et al. Acute Kidney Injury in Non-Intensive Care Unit (ICU)

Hospitalizations for Coronavirus Disease (COVID-19)[J]. Pathogens, 2022, 11(11): 1-14.

[91]LUMLERTGUL N, BAKER E, PEARSON E, et al. Changing epidemiology of acute kidney injury in critically ill patients with COVID-19: a prospective cohort[J]. Ann Intensive Care, 2022, 12(1): 1-14.

[92]TAN B W L, TAN B W Q, TAN A L M, et al. Long-term kidney function recovery and mortality after COVID-19-associated acute kidney injury: An international multi-centre observational cohort study[J]. EClinicalMedicine, 2023, 55: 1-15.

[93]OUNCI E, BOUKABOUS S, BKIYAR H, et al. Acute kidney injury in critically ill patients with COVID-19: prevalence, risk factors and mortality in eastern Morocco[J]. J Nephrol, 2022, 35(9): 2383-2386.

[94]KANBERG N, ASHTON N J, ANDERSSON L M, et al. Neurochemical evidence of astrocytic and neuronal injury commonly found in COVID-19[J]. Neurology, 2020, 95(12): e1754-e1759.

[95]MATSCHKE J, LÜTGEHETMANN M, HAGEL C, et al. Neuropathology of patients with COVID-19 in Germany: a post-mortem case series[J]. Lancet Neurol, 2020, 19(11): 919-929.

[96]MEINHARDT J, RADKE J, DITTMAYER C, et al. Olfactory transmucosal SARS-CoV-2 invasion as a port of central nervous system entry in individuals with COVID-19[J]. Nat Neurosci, 2021, 24(2): 168-175.

[97]LECHIEN J R, CHIESA-ESTOMBA C M, DE SIATI D

R, et al. Olfactory and gustatory dysfunctions as a clinical presentation of mild-to-moderate forms of the coronavirus disease (COVID-19): a multicenter European study[J]. Eur Arch Otorhinolaryngol, 2020, 277(8): 2251-2261.

[98]LIOTTA E M, BATRA A, CLARK J R, et al. Frequent neurologic manifestations and encephalopathy-associated morbidity in Covid-19 patients[J]. Ann Clin Transl Neurol, 2020, 7(11): 2221-2230.

[99]NAGRAJ S, VARRIAS D, HERNANDEZ ROMERO G, et al. Incidence of Stroke in Randomized Trials of COVID-19 Therapeutics: A Systematic Review and Meta-Analysis[J]. Stroke, 2022, 53(11): 3410-3418.

[100]PATERSON R W, BROWN R L, BENJAMIN L, et al. The emerging spectrum of COVID-19 neurology: clinical, radiological and laboratory findings[J]. Brain, 2020, 143(10): 3104-3120.

[101]RENAUD M, THIBAULT C, LE NORMAND F, et al. Clinical Outcomes for Patients With Anosmia 1 Year After COVID-19 Diagnosis[J]. JAMA Netw Open, 2021, 4(6): 1-5.

[102]BEGHI E, MORO E, DAVIDESCU E I, et al. Comparative features and outcomes of major neurological complications of COVID-19[J]. Eur J Neurol, 2023, 30(2): 413-433.

[103]CAO A, ROHAUT B, LE GUENNEC L, et al. Severe COVID-19-related encephalitis can respond to immunotherapy[J]. Brain, 2020, 143(12): 1-10.

[104]BLACKETT J W, LI J, JODORKOVSKY D, et al.

Prevalence and risk factors for gastrointestinal symptoms after recovery from COVID-19[J]. Neurogastroenterol Motil, 2022, 34(3): 1-9.

[105]REDD W D, ZHOU J C, HATHORN K E, et al. Prevalence and Characteristics of Gastrointestinal Symptoms in Patients With Severe Acute Respiratory Syndrome Coronavirus 2 Infection in the United States: A Multicenter Cohort Study[J]. Gastroenterology, 2020, 159(2): 765-767.

[106]LUO S, ZHANG X, XU H. Don't Overlook Digestive Symptoms in Patients With 2019 Novel Coronavirus Disease (COVID-19)[J]. Clin Gastroenterol Hepatol, 2020, 18(7): 1636-1637.

[107]EL MOHEB M, NAAR L, CHRISTENSEN M A, et al. Gastrointestinal Complications in Critically Ill Patients With and Without COVID-19[J]. JAMA, 2020, 324(18): 1899-1901.

[108]ZHANG X, YU Y, ZHANG C, et al. Mechanism of SARS-CoV-2 Invasion into the Liver and Hepatic Injury in Patients with COVID-19[J]. Mediterr J Hematol Infect Dis, 2022, 14(1): 1-11.

[109]DAI X, ZHANG Y, YU L, et al. Effect of artificial liver blood purification treatment on the survival of critical ill COVID-19 patients[J]. Artif Organs, 2021, 45(7): 762-769.